# TRAITÉ

ABRÉGÉ

## DES CONNAISSANCES

# DU CHEVAL

OU

## MOYENS DE RECONNAITRE L'APTITUDE DES CHEVAUX

AUX DIFFÉRENTS SERVICES,

*RENFERMANT*

La description de toutes les parties externes du cheval, l'étude des dents et les moyens
de reconnaître l'âge, la description des vices rédhibitoires,
et l'application de la loi eu égard à ces mêmes vices, les ruses employées par
les maquignons, l'examen du cheval en vente,
et les premiers soins à donner à certaines maladies faciles à reconnaître,

## Par BENJAMIN,

MÉDECIN-VÉTÉRINAIRE A PARIS, EX-VÉTÉRINAIRE DE L'ARMÉE D'AFRIQUE,
MEMBRE TITULAIRE ET LAURÉAT
DE LA SOCIÉTÉ IMPÉRIALE ET CENTRALE DE MÉDECINE VÉTÉRINAIRE,

*Auteur*

De plusieurs Mémoires et Observations pratiques sur la médecine et la chirurgie vétérinaires.

**Avec figures.**

# A PARIS,

CHEZ L'AUTEUR, RUE DE LILLE, 45,

et V<sup>e</sup> Comon, libraire, quai Malaquais, 15.

1854.

# TRAITÉ



ABRÉGÉ

## DES CONNAISSANCES EXTÉRIEURES

# DU CHEVAL.

PARIS. — IMPRIMERIE DE W. REMQUET ET Cᶦᵉ,

rue Garancière, n. 5, derrière Saint-Sulpice.

# TRAITÉ

ABRÉGÉ

## DES CONNAISSANCES EXTÉRIEURES

# DU CHEVAL

OU

## MOYENS DE RECONNAITRE L'APTITUDE DES CHEVAUX

AUX DIFFÉRENTS SERVICES,

*RENFERMANT*

La description de toutes les parties externes du cheval, l'étude des dents et les moyens
de reconnaître l'âge, la description des vices rédhibitoires,
et l'application de la loi eu égard à ces mêmes vices, les ruses employées par
les maquignons, l'examen du cheval en vente,
et les premiers soins à donner à certaines maladies faciles à reconnaître,

## Par BENJAMIN,

MÉDECIN-VÉTÉRINAIRE A PARIS, EX-VÉTÉRINAIRE DE L'ARMÉE D'AFRIQUE,
MEMBRE TITULAIRE ET LAURÉAT
DE LA SOCIÉTÉ IMPÉRIALE ET CENTRALE DE MÉDECINE VÉTÉRINAIRE,

*Auteur*

De plusieurs Mémoires et Observations pratiques sur la médecine et la chirurgie vétérinaires.

**Avec figures.**

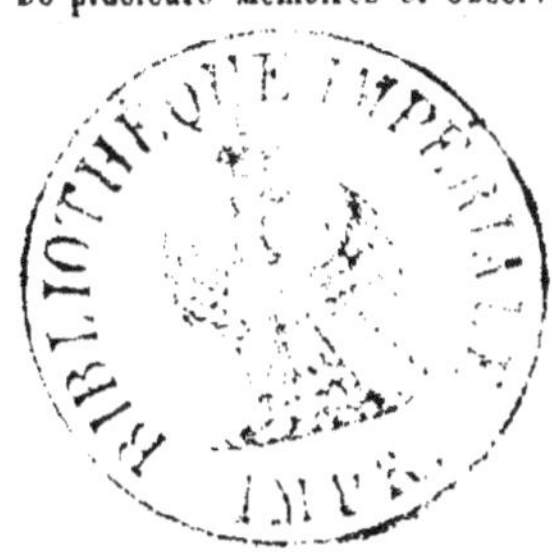


# A PARIS,

CHEZ L'AUTEUR, RUE DE LILLE, 45,
et Vᵉ Comon, libraire, quai Malaquais, 15.

1854.

# CONSIDÉRATIONS GÉNÉRALES.

# TRAITÉ

## ABRÉGÉ

## DES CONNAISSANCES EXTÉRIEURES

## DU CHEVAL.

---

### CONSIDÉRATIONS GÉNÉRALES.

Connaître l'extérieur du cheval, savoir apprécier si telle ou telle partie du corps est bien ou mal conformée, c'est être à même de reconnaître, par l'examen du cheval, sa beauté, ses bonnes ou mauvaises qualités, les tares qui nuisent à son service ou qui diminuent sa valeur, et les particularités de conformation qui le rendent plus ou moins apte à tel ou tel service.

Ces connaissances sont indispensables à toute personne qui aime le cheval et s'en sert. Il est bon que le cavalier qui monte un cheval, soit pour son plaisir, soit pour son travail, puisse, en faisant l'application de ses connaissances, juger par une simple inspection du plus ou moins de perfection de sa monture, de son plus ou moins d'aptitude, et, enfin, de son bon ou mauvais caractère, ainsi que de sa valeur vénale.

Autrefois, lorsqu'on voulait étudier méthodiquement les parties extérieures du cheval, on divisait ce dernier en trois parties : l'avant-main, le corps et l'arrière-main. Cette division, quelque peu compliquée, a fait place aujourd'hui à une division beaucoup plus simple, celle du cheval tout entier en deux parties : le tronc et les membres.

Les expressions de : côté du montoir, côté hors
montoir, si fréquemment employées pour désigner soit le côté gauche, soit le côté droit,
sont aussi aujourd'hui complétement rejetées.
Il n'est point nécessaire de se servir de cette
expression de montoir pour indiquer de quel
côté l'on doit se placer pour monter à cheval ; il
est beaucoup plus simple de dire côté gauche
et côté droit.

Cet ouvrage étant spécialement destiné aux
personnes qui, sans faire du cheval une étude
spéciale, veulent au moins en connaître assez
pour être à même de bien acheter et de bien
apprécier cet animal, je m'efforcerai de n'employer, dans le cours de ce petit travail, que
des expressions, sinon scientifiques, du moins
significatives et rendant bien la pensée, afin
d'être bien compris et de ne pas fatiguer le
lecteur par des mots dont souvent il serait
obligé de chercher la signification.

Je ne me bornerai pas à la description des

1.

parties extérieures et visibles du cheval; j'entrerai de temps à autre dans quelques détails anatomiques simples à saisir. Je parlerai de quelques petites opérations chirurgicales que le cavalier peut et doit savoir pratiquer. Je ferai connaître la manière dont il faut s'y prendre pour procéder à l'acquisition du cheval; puis, enfin, je donnerai une description succincte, mais bien claire, de tous les vices réputés rédhibitoires, en même temps que je dirai quelques mots de la loi du 21 mai 1838, en ce qui regarde son application et les diligences à faire par l'acheteur ou par le vendeur.

# PREMIÈRE PARTIE.

# PREMIÈRE PARTIE.

————◦⊙◦————

Dans la première partie, nous étudierons le tronc du cheval et les membres sous le rapport de la conformation et de l'aptitude aux différents services.


## LE TRONC DU CHEVAL.

Cette partie se subdivise elle-même en un grand nombre de régions, que nous examinerons en commençant par la tête, et par celles qui suivent la colonne vertébrale.

# LA TÊTE.

Cette partie, placée à l'extrémité du bras de levier formé par l'encolure, mérite la plus grande attention. Elle renferme de nombreuses et importantes régions qu'il est utile de bien connaître, et elle forme une masse pesante susceptible d'influer par son propre poids et par ses mouvements sur la station et les mouvements de l'animal.

Nous examinerons donc la tête sous le rapport de ses dimensions et de sa direction; puis nous passerons à l'étude de ses formes très-variées et appréciées suivant le caprice de l'amateur ou la mode du moment.

*Tête longue.*—C'est celle qui présente une grande longueur du sommet de la nuque au bout des lèvres. Elle est en général pesante, surtout lorsqu'en même temps elle est grosse. Le cheval dont la tête est ainsi conformée pèse à la main du cavalier, il n'obéit pas facilement à l'influence du mors, il expose à des chutes et doit être rejeté pour le service de la selle.

Si cette même tête longue est peu volumineuse, si les muscles paraissent peu prononcés, si, en un mot, elle paraît décharnée, elle sera moins pesante à la main, il est vrai, mais elle donnera à l'animal un aspect désagréable que l'on exprime par le nom de tête de vieille.

*Tête grosse.* — C'est celle qui paraît être très-volumineuse, celle dont les parties osseuses très-prononcées donnent à la tête un volume dispro-portionné. Elle a pour le cavalier les mêmes inconvénients que la tête longue; elle pèse à la main et ne convient nullement au cheval de selle.

*Tête grasse,* encore appelée empâtée. — C'est celle où le développement et le volume sont dus à la grosseur démesurée des parties musculaires. Cette forme peu gracieuse de la tête est le plus ordinaire-ment le partage des chevaux mous, d'origine gros-sière et d'un tempérament lymphatique, prédispo-sés généralement aux maladies des yeux, notamment à l'affection connue sous le nom de fluxion périodique.

*Tête courte.* — La tête courte est l'opposée de la tête longue ; elle est ordinairement peu volumineuse. Une tête courte et peu chargée est toujours une grande beauté pour le cheval de selle, surtout quand cette tête est portée avec grâce. Un cheval qui a la tête ainsi conformée obéit très-facilement à l'impression du mors.

Quelquefois la tête courte est accompagnée de muscles volumineux qui la rendent grosse ; dans ce cas, l'encolure aussi est courte et épaisse. Une telle conformation ne convient pas pour le service de la selle.

En résumé, pour le cheval que l'on destine à la selle ou au trait léger, il faut rechercher une tête peu longue, peu volumineuse et sèche, qualités qui dénoncent la vigueur et l'énergie. La conformation opposée ne saurait être admise que pour les chevaux de gros trait, destinés à traîner de lourds fardeaux sur des terrains peu accidentés.

Disons maintenant quelques mots de la direction que doit avoir la tête pour rendre l'animal plus gracieux et plus apte à tel ou tel service.

*Direction verticale*. — Si un cheval portait naturellement sa tête dans une direction verticale, ce serait le *nec plus ultrà* de la beauté ; mais cette direction, admise par quelques écuyers comme position naturelle, ne se rencontre que dans les chevaux à encolure de cygne ; et encore ce n'est que lorsqu'ils sont maintenus par la bride. On peut dire que c'est une direction forcée.

La direction naturelle tient à peu près le milieu entre la ligne verticale et la ligne horizontale. Elle varie suivant que le cheval est au repos ou en exercice, qu'il chemine plus ou moins rapidement.

Lorsque le cheval porte la tête élevée en lui donnant une direction presque horizontale, on dit qu'il porte au vent. Défaut grave, en ce sens qu'il nuit à l'action du mors, dont le canon remonte vers les dents molaires qu'il touche et sur lesquelles il s'appuie au lieu de s'appuyer sur les barres. Si dans cette position le mors vient à prendre tout son point d'appui sur les dents molaires, on dit alors que le cheval prend le mors aux dents. Ici, en effet, le mors est serré par les dents, le cheval ne sent plus son action, le cavalier n'est plus maître de le diriger et court les plus grands dangers.

2

Un cheval qui porte au vent est sujet à s'abattre, parce que, ne regardant pas le sol, il ne voit pas les accidents de terrain et pose ses pieds au hasard. Si ce même cheval a la bouche sensible, il bat à la main, c'est-à-dire qu'il agite la tête dans le sens vertical et vient souvent frapper le cavalier sans que celui-ci puisse éviter ce choc.

A côté de ces graves inconvénients, il faut le dire, le cheval qui porte au vent est celui qui a les allures les plus rapides, et cela se comprend, puisque par cette position le centre de gravité se trouve tout à fait porté en avant.

Le cheval qui porte au vent ne peut convenir comme cheval de promenade, mais il est précieux comme cheval de course.

On peut, jusqu'à un certain point, remédier à ce grave défaut au moyen de la martingale. On peut aussi ramener la tête dans une position plus favorable à l'action du mors, en changeant la direction des rênes du bridon par deux coulants qui remplissent les fonctions de poulies de renvoi.

Si, contrairement à tout ce que nous venons de dire, le cheval porte la tête en arrière de la ligne verticale, on dira qu'il s'encapuchonne. Dans ce cas, il lui est encore facile de se soustraire à l'action du mors en appuyant les branches de ce dernier contre le poitrail. Si, dans cette position, le cheval vient à s'emporter, le cavalier n'a que bien peu d'action pour le diriger, et l'animal est sujet à buter, parce qu'il ne voit pas les obstacles qui se présentent sous ses pieds, ou du moins, s'il les voit, ce n'est qu'au moment où il lui est impossible d'arrêter sa course pour les éviter.

*Formes de la tête.* — La plus belle forme de la tête est celle que, par une analogie un peu forcée, on a désignée sous le nom de tête carrée. Dans la tête carrée, le front et le chanfrein sont droits, les ganaches sont très-écartées et logent très à l'aise le larynx. Les naseaux ont une très-grande largeur, et ce développement contribue beaucoup à donner cette forme à la tête ; cette ampleur des naseaux annonce l'ampleur des cavités nasales et la grande perfection de l'appareil respiratoire. La race arabe présente au plus haut degré cette conformation. La race bretonne et la race percheronne la présentent aussi, mais à un moindre degré.

*Tête busquée,* encore appelée tête moutonnée. — C'est celle dont le front et le chanfrein font en avant une proéminence analogue à celle de certaines races de moutons.

Quelquefois cette proéminence est tellement prononcée que l'on dit que le cheval a la tête de lièvre, en raison de la ressemblance avec celle de ce dernier animal.

Les chevaux à tête busquée sont en général sujets au cornage tant qu'ils n'ont pas atteint l'âge de sept à huit ans. Ils sont aussi généralement peu intelligents.

*Tête camuse.* — C'est l'opposé de la précédente ; c'est celle dont le chanfrein est déprimé. Quelquefois cette dépression est très-basse et très-profonde, la tête du cheval a alors un peu de ressemblance avec celle du rhinocéros.

La dépression du chanfrein du cheval peut être accidentelle, par suite de coups ou de violences exercées sur cette partie. Lorsqu'elle est naturelle, il faut la considérer, quoi qu'on en dise, comme un signe de méchanceté.

*Tête plaquée.* — On dit que la tête est plaquée lorsqu'elle semble se continuer sans interruption avec l'encolure.

Les chevaux à tête plaquée ont toujours une encolure épaisse, qui les rend difficiles à l'impression
du mors. De plus, les chevaux ainsi conformés
manquent généralement de souplesse.

*Tête décousue.* — On dit qu'un cheval a la tête
décousue quand il existe un sillon trop prononcé
entre la tête et l'encolure.

Cette conformation doit être rejetée avec empressement pour tout service; les chevaux à tête décousue sont généralement mous, et ce sillon prononcé
choque désagréablement la vue.

En résumé, pour que la tête soit réputée bien attachée, il faut qu'elle offre à son union avec l'encolure un sillon peu marqué, qui permette une grande
liberté de mouvements entre les deux parties.

*Régions de la tête.* — On appelle ainsi toutes les
parties de la tête étudiées séparément.

*La nuque.* — C'est la partie antérieure du bord
supérieur de l'encolure, la partie la plus élevée de
la tête.

C'est sur ce point que repose la têtière de la bride
ou du licol, et c'est pour cette raison que l'on y coupe

les crins qui unissent la crinière au toupet, et afin aussi d'empêcher la bride ou le licol de glisser facilement.

La nuque est quelquefois le siége d'un engorgement phlegmoneux, résultant du frottement exercé par la bride. Ce phlegmon a une certaine gravité, en ce sens que l'écoulement du pus dans cette partie est extrêmement difficile, sinon impossible, et que son séjour détermine souvent des caries fort difficiles à guérir.

*Le toupet.* — On appelle ainsi un bouquet de crins situé sur la partie saillante de la nuque, entre les deux oreilles, et retombant sur le front et le chanfrein. Ce n'est, à vrai dire, que la partie antérieure de la crinière.

*Le front.* — Cette partie fait suite à la nuque. Elle est bornée inférieurement par le chanfrein, et sur les côtés par les tempes, les yeux et les salières. Pour que le front présente un grand degré de beauté, il faut qu'il suive une ligne parfaitement droite dans sa longueur, et qu'il offre une bonne largeur et des muscles parfaitement dessinés.

*Le chanfrein*. — Le chanfrein fait suite au front. Sa conformation participe de la conformation générale de la tête.

On rencontre quelquefois sur cette partie des cicatrices assez étendues, résultant de l'opération de la trépanation pratiquée pour extraire dés collections purulentes des sinus. D'autres fois on rencontre des traces de fracture. Il faut toujours se mettre en garde contre ces accidents, à la suite desquels il n'est pas rare de voir survenir la morve.

*Le bout du nez*. — On appelle ainsi l'espace compris entre les deux naseaux, et qui se prolonge et se confond avec la lèvre supérieure.

Cette partie, quelquefois dénudée, est le plus ordinairement recouverte de poils très-fins. Elle jouit d'une sensibilité et d'une mobilité des plus prononcées.

Lorsque sur le bout du nez on rencontre une cicatrice circulaire, c'est un indice que le cheval est difficile à ferrer ou qu'il a subi des opérations douloureuses pour lesquelles on a été obligé d'avoir recours au tord-nez. Lorsque des cicatrices irrégulières se rencontrent tout à fait à l'extrémité de cette partie, il faut redoubler d'attention dans l'examen des membres ; car le plus ordinairement ces blessures sont dues à des chutes, provenant elles-mêmes du mauvais état des membres.

*Les naseaux.* — On désigne sous le nom de naseaux les deux ouvertures externes des narines. C'est seulement par ces deux ouvertures que l'air passe pour se rendre aux poumons et pour en sortir, car le cheval ne jouit pas, comme l'homme, de la faculté de respirer par la bouche.

Par le simple examen de cette partie, on peut avoir une donnée de l'énergie du cheval que l'on examine. Ainsi, un cheval mou tient presque constamment les naseaux en repos, tandis que le cheval énergique les dilate presque toujours, de manière à faire arriver une plus grande quantité d'air à ses poumons. Le cheval arabe et le cheval anglais en sont des exemples frappants.

Lorsqu'on examine avec soin les naseaux d'un cheval, il ne faut pas borner son attention à l'extérieur de cette partie : il faut visiter avec soin l'intérieur des naseaux, examiner la membrane pituitaire qui tapisse l'intérieur des cavités nasales. Cette membrane doit avoir une couleur rose un peu pâle. Lorsqu'elle est très-pâle, c'est un signe de mollesse,

quelquefois même de maladie. Lorsqu'au contraire
elle est d'un rouge foncé, cela indique chez le cheval
une surexcitation anormale à laquelle il faut se hâter
de remédier. Si sur cette même membrane l'on vient
à rencontrer des ulcères, cela indique une maladie
fort grave, la morve.

Il ne faudrait pas pourtant prendre pour un ulcère une petite ouverture que l'on aperçoit à quelque distance de l'entrée des naseaux, près de la
commissure inférieure. Ce trou, qui semble avoir
été fait à l'emporte-pièce, n'est autre chose que
l'ouverture du conduit lacrymal, par lequel les larmes se font jour dans les naseaux pour s'écouler au
dehors.

*Les oreilles.* — Ces organes, placés de chaque
côté de la nuque, ont pour base un cornet cartila-
gineux dont l'ouverture, dans la position ordinaire,
est tournée en avant. L'intérieur de l'oreille présente de longs poils, dont l'ensemble s'oppose à l'entrée des corps étrangers, tout en laissant pénétrer
les sons.

Les oreilles ne servent pas seulement à l'audition.
Suivant la manière dont l'animal les place, elles
deviennent un moyen de juger de l'expression du

cheval, ainsi que de certains défauts ou de certaines qualités.

On dit qu'elles sont *hardies*, lorsqu'elles sont dirigées en avant. Cette disposition de ces organes indique un cheval vigoureux.

On les dit *en arrière*, lorsqu'elles sont tournées et couchées vers l'encolure.

Le cheval qui porte ainsi les oreilles lorsqu'on s'approche de lui est généralement un cheval chatouilleux, sujet à ruer et à mordre.

Lorsqu'elles sont *longues*, elles donnent à la tête un caractère désagréable, et même stupide, si elles sont très-rapprochées à leur origine.

Quand elles se dirigent en dehors et qu'elles sont pendantes, on dit que le cheval a des oreilles de cochon, ou bien encore qu'il est oreillard. Cette disposition des oreilles indique un cheval de peu d'énergie.

Un cheval a les oreilles de moineau, lorsque ces dernières ont été raccourcies. Cette disposition donne au cheval un air méchant qui n'est pas toujours justifié par le caractère même de l'animal.

Autrefois, on rencontrait dans le commerce, des chevaux dont l'oreille gauche était fendue longitudinalement; cela indiquait un cheval de réforme, et par conséquent un animal affecté de quelque vice de corps ou de caractère. On a depuis longtemps renoncé à cette habitude de couper l'oreille. Aujourd'hui, les chevaux de réforme sont vendus à l'enchère, sans garantie de vices rédhibitoires et sans subir la moindre mutilation.

Les oreilles *courtes* sont les plus belles : le cheval les porte bien et la tête est plus gracieuse.

Lorsque le cheval, pendant l'exercice, porte les oreilles en avant et en arrière, lorsqu'il en tourne l'ouverture, tantôt d'un côté, tantôt de l'autre, cela indique que la vue est mauvaise. Ici le cheval cherche à suppléer à l'imperfection de ce sens par un surcroît d'activité de celui de l'ouïe.

*Les tempes.* — On donne ce nom à une saillie osseuse formée par l'arcade temporale et l'articulation de la mâchoire.

Lorsque sur cette partie saillante on rencontre des cicatrices anciennes, il faut être sur ses gardes, car le plus ordinairement elles indiquent que le cheval a été atteint de vertige ou de violentes coliques, maladies graves, sujettes à récidive, et pendant lesquelles le cheval se débat, au point de se meurtrir les parties saillantes de la tête et du corps.

Lorsque les chevaux à robe foncée vieillissent, c'est sur les tempes que se remarquent les premiers poils blancs.

*Les salières.* — Les salières sont les cavités situées au-dessus des yeux.

Elles sont plus ou moins profondes, suivant que le cheval est plus ou moins âgé ; pleines dans le jeune âge, elles se vident au fur et à mesure que le cheval avance en âge.

Lorsqu'un cheval a les salières creuses, et qu'il est employé à la reproduction, il transmet généralement ce défaut à ses descendants.

Les salières creuses étant considérées comme signe de vieillesse, on comprend que les maquignons ont un avantage à les faire paraître pleines, pour donner au cheval en vente un air de jeunesse qu'il n'a pas. A cet effet, ils pratiquent, au moyen d'une épingle, une petite ouverture à la peau de la salière ; ils introduisent dans cette ouverture un petit chalumeau de foin, puis insufflent de l'air jusqu'à ce que la peau vienne faire saillie. Peu à peu l'air s'enfuit ; mais, en somme, il y reste encore assez longtemps pour que l'acheteur soit trompé.

*Les joues.* — On désigne ainsi les parties latérales de la tête. Chaque partie latérale se subdivise elle-même en joue supérieure et joue inférieure. La joue supérieure est plate dans les chevaux fins, arrondie et chargée dans les gros chevaux à tête lourde. L'inférieure, moins étendue, fait quelquefois saillie, lorsque surtout les dents prennent une fausse direction. Cette saillie est due aussi assez souvent à une certaine quantité d'aliments qui séjourne dans la poche formée par la joue : dans ce cas l'on dit que le cheval fait magasin. C'est un défaut grave, en ce sens qu'il indique une mastication imparfaite, et partant de mauvaises digestions ; puis la bouche répand une mauvaise odeur, que l'on perçoit dès qu'on vient à ouvrir cette dernière, pour y introduire la bride ou le bridon. On rencontre aussi assez fréquemment sur la joue supérieure des traces de vésicatoires et de sétons ; ceci indique toujours un cheval qui a été atteint de maux d'yeux ou bien d'affections des cavités nasales.

*Les ganaches.* — On appelle ainsi le bord postérieur du maxillaire.

On dit que les ganaches sont légères, ou qu'un cheval est léger de ganache, lorsque cette partie est peu chargée de muscles et qu'en y touchant on sent parfaitement l'os se dessiner sous la main. On dit au contraire qu'un cheval est chargé de ganache lorsque cette même partie est entourée de tissus mous. Cette dernière disposition annonce un tempérament lymphatique.

*L'auge.* — C'est la partie circonscrite par les ganaches. C'est une cavité située à la partie inférieure de la tête, et qui a pour fond la base de la langue.

L'auge demande à être examinée avec la plus scrupuleuse attention. Il faut qu'elle soit large et bien évidée. Large, pour bien loger la gorge. Bien évidée, parce que la disposition contraire est souvent un état maladif.

On dit que l'auge est pleine, empâtée, quand, au lieu d'être bien évidée, on sent sous la peau quelques glandes qui remplissent la cavité de l'auge. Ces glandes, très-petites dans l'état normal, grossissent beaucoup chez le cheval atteint de gourme ou de morve.

Lorsqu'un cheval est atteint de gourme, les glandes de l'auge sont volumineuses ; mais elles sont roulantes sous les doigts ou très-dures, forment un ou plusieurs abcès qui s'ouvrent et laissent s'écouler au dehors un pus filant et jaune.

Lorsqu'un cheval est atteint de morve, ces mêmes glandes sont volumineuses, dures et adhérentes à la face interne de l'os maxillaire.

Lorsqu'en passant la main sous l'auge d'un cheval on sent, malgré la netteté de cette partie, des cicatrices assez prononcées, il faut redoubler d'attention, car ces cicatrices indiquent une extirpation des ganglions de l'auge : or, cette extirpation ne se pratique que dans les cas de morve; et il ne faut jamais acheter un cheval qui a présenté des symptômes de morve, cette affection étant sujette à récidive. Les cicatrices que laissent les abcès de la gourme sont moins prononcées et finissent par disparaître. On ne peut pas les confondre avec les premières.

*La barbe.* — On appelle improprement barbe cette partie sur laquelle s'appuie la gourmette.

La sensibilité de cette partie est d'autant plus grande qu'à cet endroit l'os maxillaire est plus tranchant.

Le cavalier qui aime son cheval, et qui veut le bien diriger sans le faire souffrir, doit porter toute son attention sur le choix de la gourmette. Cette der-

nière doit être d'autant plus large, et par conséquent d'autant plus douce que la barbe est plus sensible, *et vice versâ*.

*La bouche.* — Ouverture circonscrite par les
deux lèvres, et comprenant l'étude des lèvres, les
barres, la langue, le canal, les gencives, le palais et
les dents.

On appelle *bonne bouche, belle bouche,* celle
qui reçoit du mors une impression modérée, suffisante pour diriger et maîtriser l'animal.

On donne le nom de *bouche tendre* ou *sensible* à
celle qui éprouve de l'action du mors une impression
trop forte. On la dit *égarée* lorsque ce défaut est
porté à l'extrême ; *bouche dure,* celle qui présente
peu de sensibilité ; *bouche fraîche,* celle qui se remplit d'écume lorsque l'animal est bridé. On dit aussi
dans ce cas qu'il goûte le mors.

*Les lèvres.*— On donne ce nom aux deux organes
qui ferment l'ouverture de la bouche. On les distingue sous les noms de lèvre supérieure et lèvre inférieure. Leur face externe est recouverte d'une peau
très-fine, sur laquelle on rencontre quelques poils
durs que l'on appelle moustaches, et qui sont de vé-

ritables organes du tact. La lèvre inférieure porte
une protubérance arrondie que l'on désigne sous le
nom de *houppe du menton*. Le point de réunion
des deux lèvres s'appelle la commissure des lèvres ;
cette commissure peut être plus ou moins portée en
arrière, et l'on doit consulter avec soin sa position
pour la disposition à donner à la bride. La bouche
trop fendue laisse remonter le mors trop près des
dents molaires. Celle qui est trop peu fendue le rapproche trop des dents canines. Par suite de cette
dernière disposition et lorsque la bride est trop ser-
rée, elle produit à la commissure des lèvres un fron-
cement très-désagréable à la vue. Les lèvres épaisses
ne sont point favorables à l'action du mors, parce
qu'elles en supportent une partie, et par conséquent
diminuent son appui sur les barres. Quand elles sont
par trop minces, elles ont l'inconvénient contraire,
c'est-à-dire qu'elles laissent trop porter le mors sur
les barres ; à moins pourtant que, se glissant entre
les barres et le canon du mors, elles n'amortissent
son action par leur interposition. La lèvre inférieure
est quelquefois pendante : c'est un grave défaut, qui
se remarque chez quelques vieux chevaux usés.
Quelquefois aussi on le rencontre chez de jeunes animaux ; dans ce cas on peut presque toujours affirmer

3.

qu'il a été transmis par hérédité. Ce défaut, que nous considérons comme grave, a l'inconvénient de déplaire beaucoup à l'œil, et ensuite de laisser écouler au dehors une grande quantité de salive, ce qui rend la mastication imparfaite et les digestions mauvaises.

*Les barres.* — La barre a pour base la partie du bord du maxillaire située entre les incisives et la première dent molaire. Dans le mâle, c'est sur cette partie que se trouve implantée la dent canine ou crochet, qui n'existe pas chez la jument, ou qui ne s'y voit qu'à l'état rudimentaire. Cette base osseuse est recouverte par une membrane muqueuse épaisse et très-sensible, sur laquelle se fait l'appui du canon du mors. La sensibilité de cette partie varie en raison même de la conformation de sa base osseuse. Si elle est arrondie, elle est moindre que si elle est tranchante. Par l'action prolongée et immodérée du mors, cette partie, qui jouit d'une exquise sensibilité, peut devenir tout à fait insensible, la muqueuse qui la recouvre peut s'épaissir et devenir calleuse.

Par cette même action du mors, les barres peuvent être blessées. Ces blessures, que généralement l'on considère comme légères, sont fort graves, en ce sens qu'elles peuvent amener l'exfoliation de l'os, et qu'alors la barre perd beaucoup de sa sensibilité.

*La langue.* — Cet organe, que tout le monde connaît, est logé dans l'intérieur de la bouche, d'où il peut s'étendre au dehors pour la préhension des aliments.

Lorsque la langue est trop grosse, elle donne au canon du mors un point d'appui qui diminue son impression sur les barres. Lorsqu'elle est trop mince, elle produit l'effet opposé; le canon du mors porte en totalité sur les barres.

Quelques animaux ont la mauvaise habitude de replier la langue en dessous du mors, et en la doublant ainsi d'épaisseur, l'action du mors sur les barres se trouve sensiblement diminuée.

Certains chevaux ont aussi l'habitude de laisser souvent sortir et rentrer la langue. C'est un défaut que l'on désigne sous le nom de langue serpentine, et qui n'a d'inconvénient qu'à l'œil.

D'autres ont la langue constamment pendante hors de la bouche pendant le travail. Ce défaut est fort grave, et l'on doit toujours rejeter un tel cheval, parce qu'il entraîne une déperdition considérable de salive, laquelle déperdition est nuisible à la santé de l'animal.

Quelquefois la langue est coupée et le bout manque. Dans ce cas, l'alimentation est rendue difficile, et l'on doit se garder d'acheter un tel cheval, qui, à coup sûr, se nourrissant mal, fournira un mauvais service. D'autres fois il existe sur la langue une coupure transversale qui forme un sillon assez profond, résultat de la pression du mors ou du billot chez les jeunes chevaux. Cette blessure, lorsqu'elle est bien cicatrisée, a peu d'inconvénients.

De la conformation des barres, des lèvres et de la langue, ainsi qu'on a pu le voir, résultent des indications sérieuses relativement à l'embouchure du cheval. Il est facile de concevoir que le canon du mors devra être d'autant plus mince que les barres seront plus arrondies, moins sensibles, et que l'épaisseur de la langue et des lèvres les préservera davantage de la pression. Le canon du mors, au contraire, devra être épais si les barres sont sensibles et peu protégées par les parties qui les avoisinent. C'est aussi d'après les mêmes principes que l'on doit se diriger pour la longueur à donner aux branches du mors, représentant le bras de la puissance.

*Le canal.* — On appelle ainsi l'espace situé entre les deux branches du maxillaire et dans lequel se trouve logée la langue. Le canal, de chaque côté de la langue, présente une série de petits tubercules qui ne sont autre chose que les orifices des conduits excréteurs de la glande salivaire sous-linguale.

*Le palais.* — Cette région, qui forme la partie supérieure, la voûte de la bouche, a pour base la face palatine de la mâchoire supérieure ; elle est formée par une portion très-épaisse de la membrane buccale, et présente dans toute son étendue des sillons transversaux.

Cette partie est souvent le siége d'engorgements douloureux chez les jeunes chevaux. Cette affection est désignée sous les noms de fève ou lampas. On y remédie par une saignée locale que l'on pratique avec un instrument très-aigu (le plus ordinairement une corne de chamois). Cette saignée doit être faite au niveau du cinquième sillon du palais, à partir des dents incisives. Si elle était pratiquée plus en avant, on risquerait de couper les artères palato-labiales et l'on aurait une hémorragie dangereuse, qu'il faut toujours éviter. Autrefois, lorsque cette saignée avait été pratiquée, on cautérisait la solution de continuité

avec le fer rouge. Cette coutume barbare a été aban-
donnée comme inutile et dangereuse.

*Les gencives*. — Elles ne sont autre chose qu'un
prolongement de la muqueuse buccale épaissie,
embrassant les dents à leur base et les affermissant
dans leurs alvéoles.

Dans la jeunesse, la gencive est épaisse, rose, et
garnit bien les dents ; mais à mesure que l'animal
vieillit, elle diminue d'épaisseur, se dessèche, se retire vers la mâchoire et laisse à nu les dents, qui se
déchaussent et paraissent alors fort longues. Elle
perd en même temps sa couleur rosée et devient
blanchâtre.

Chez les animaux en bonne santé, les gencives
sont toujours d'un beau rose ; chez le cheval affecté
de maladies inflammatoires, elles prennent une
teinte rouge violacée ; chez celui dont le sang est
pauvre, la teinte devient blanche.

# DE L'ŒIL DU CHEVAL.

Une des principales conditions de la valeur du cheval, c'est l'intégrité de la vision, surtout lorsqu'il est destiné au service de la selle, ou bien encore qu'il doit être employé seul au service du trait léger. Un cheval aveugle ou même seulement borgne perd considérablement de sa valeur vénale, puisqu'il ne peut, sans de bons yeux, rendre les services qu'on est en droit d'attendre de lui.

Il faut donc que la personne qui achète un cheval soit à même de procéder à l'examen de cet organe ; car les maladies des yeux sont fréquentes, et les marchands savent employer bon nombre de ruses pour dissimuler une mauvaise vue.

L'examen de l'œil, nous le répétons, est une des parties les plus difficiles de l'extérieur, en même temps qu'elle en est une des plus importantes.

Pour procéder méthodiquement à l'étude de l'œil du cheval, nous diviserons cette étude en deux parties. Dans la première nous nous occuperons de l'œil proprement dit ou globe de l'œil, et dans la seconde de ses parties accessoires.

### Le Globe de l'œil.

Le globe de l'œil, ou encore bulbe de l'œil, consiste en un corps sphéroïde un peu aplati dans le sens antéro-postérieur. Il est logé dans la cavité orbitaire et est formé de membranes et d'humeurs ou milieux que renferment ces membranes. Nous commencerons par l'étude des membranes (voir la planche n° 3).

Elles sont au nombre de cinq, savoir : *la sclérotique, la cornée transparente, la choroïde, l'iris* et *la rétine.*

*La sclérotique.* — C'est une membrane blanche, très-solide, qui forme environ les quatre cinquièmes de la coque extérieure du bulbe de l'œil. Elle est en rapport et s'insère, à sa face externe, dans l'orbite, avec les muscles destinés à mouvoir le globe de l'œil. Par sa face interne, elle est en rapport immédiat avec la choroïde, à laquelle elle est unie par des ramifications vasculaires très-fines et très-nombreuses. Cette membrane n'est autre chose que l'épanouissement du nerf optique, ce qui donne la mesure de sa sensibilité. C'est elle qui forme, avec la cornée transparente, l'enveloppe protectrice du globe ou bulbe de l'œil.

*La cornée transparente.* — Cette membrane forme la partie antérieure du globe de l'œil. On l'appelle vulgairement la vitre de l'œil, dont elle occupe à peu près la cinquième partie. Sa forme est ellipsoïde. Sa face externe est convexe et se trouve, lorsque les paupières sont écartées, en rapport avec les objets extérieurs ; sa face interne est concave et forme la paroi de la chambre antérieure de l'œil.

Cette membrane, qui paraît être fort mince, et qui est transparente au plus haut degré, offre une très-grande épaisseur et une grande solidité. Elle est formée de lames nombreuses, très-serrées, que l'on ne peut séparer les unes des autres que par la dissection. Cette superposition de lames explique pourquoi, lorsqu'un cheval reçoit un coup de fouet ou de cravache sur l'œil, quoiqu'il soit bien évident qu'un morceau de la cornée a été enlevé, celle-ci n'en reste pas moins tendue et encore très-solide. Ces lames de la cornée lucides ou transparentes se renouvellent à la manière de la peau ; de sorte qu'un coup, même avec perte de substance, peut très-bien, sur cette partie de l'œil, ne laisser aucune trace.

*La choroïde.* — C'est la membrane qui tapisse la face interne de la sclérotique. Elle est de couleur noire dans toute son étendue, et tient à la sclérotique par un réseau vasculaire. Son usage est de recevoir l'image formée par les rayons lumineux.

*L'iris.* — On donne ce nom à la membrane qui sépare le globe de l'œil en deux parties inégales, nommées chambre antérieure et chambre postérieure. Elle est percée à son centre d'une ouverture dont la forme et le diamètre varient à chaque instant, suivant l'abondance ou la rareté des rayons lumineux. C'est cette ouverture qui constitue la *pupille,* ou l'ouverture pupillaire. La partie antérieure de cette membrane, celle que l'on aperçoit lorsqu'on regarde dans l'intérieur de l'œil, est diversement colorée : le plus ordinairement elle est noire ; chez quelques chevaux, elle est jaune ou grise ; chez d'autres, elle est tout à fait blanche, et fait alors donner aux yeux le nom de vairons. Pendant longtemps on a attaché, et aujourd'hui encore quelques personnes attachent à cette couleur des yeux une certaine importance. Elles prétendent que les chevaux à yeux vairons sont très-bons, mais ont une mauvaise vue. C'est là une erreur dont il est temps de faire justice. Il est parfaitement démontré que ces yeux ne sont ni moins bons ni meilleurs que ceux dont l'iris reflète la couleur ordinaire.

*La rétine.* — C'est la membrane qui forme la couche la plus interne de la coque de l'œil ; c'est sur elle que repose le corps vitré, dont nous parlerons plus loin.

C'est à cette membrane qu'est due la sensibilité de l'œil à la lumière. C'est elle qui perçoit et transmet au centre nerveux l'impression produite par l'image que les rayons lumineux ont formée.

*L'humeur aqueuse.* — Ainsi nommée à cause de sa ressemblance avec l'eau. C'est un liquide transparent, qui remplit les deux chambres de l'œil, et qui, par sa quantité, détermine la forme convexe que l'on remarque à la cornée transparente. L'humeur aqueuse se renouvelle avec une très-grande facilité et très-rapidement. Ainsi, si une piqûre vient à être faite à la cornée transparente, et qu'il soit possible d'oblitérer l'ouverture par laquelle le liquide limpide de l'œil se sera écoulé, on verra, au bout de deux ou trois jours, l'œil aussi plein qu'il était avant l'accident, tant est grande la rapidité avec laquelle ce liquide peut se reproduire.

*Corps vitré.* — Cette partie occupe toute la chambre postérieure de l'œil et fait refluer en avant l'humeur aqueuse. Elle est formée d'une espèce de tissu à mailles ou cellules renfermant un liquide clair transparent.

Elle porte à la partie antérieure, en face de l'ouverture pupillaire, une sorte de dépression dans laquelle vient se loger et s'appuyer le cristallin. Cette humeur jouit d'une plus grande densité que l'humeur aqueuse.

*Le cristallin.* — C'est la plus dense de toutes les parties contenues dans le globe de l'œil. C'est une véritable lentille convexe, placée dans l'espèce de chaton formé par le corps vitré. Le cristallin est d'autant plus dense que l'animal est plus avancé en âge. Il peut perdre de sa transparence et même devenir tout à fait opaque par suite d'un état maladif (la cataracte, par exemple).

Parties accessoires du globe de l'œil.

*Les sourcils.* — Nous ne parlerons que pour ordre de cette partie chez le cheval. Elle n'existe véritablement pas. L'œil le mieux exercé chercherait en vain la moindre trace de sourcils chez le cheval adulte. Ce n'est véritablement que chez le fœtus, alors qu'il n'est pas encore recouvert de poils, qu'on aperçoit un arc formé de quelques crins assez rares, au-dessus de l'orbite.

On donne le nom de *gaîne fibreuse* à la cavité orbitaire, dont l'usage est de renfermer le globe de l'œil, entouré de petits muscles destinés à le faire mouvoir dans tous les sens.

*Les paupières.* — Les paupières forment des voiles membraneux composés de plusieurs couches. Elles sont placées en avant du globe de l'œil, qu'elles recouvrent en grande partie dans l'état ordinaire et qu'elles cachent complétement pendant le sommeil, ou lorsqu'un corps étranger menace de toucher le

4.

globe de l'œil, ou bien encore lorsque cet organe est frappé subitement par une trop vive lumière.

Les paupières sont au nombre de deux, et se distinguent en paupière supérieure et paupière inférieure. Elles sont réunies par deux commissures qui constituent les angles de l'œil. L'externe est appelé petit angle ou angle temporal, l'interne grand angle ou angle nasal.

La peau des paupières est mince, très-fine, très-souple et recouverte de poils très-fins et très-soyeux. Elle forme des petites rides qui s'effacent lorsque les deux paupières viennent s'appliquer l'une contre l'autre.

La paupière supérieure est seule mobile ; l'inférieure recouvre bien une partie du globe de l'œil, mais elle n'exécute aucun mouvement. La première porte à son bord libre plusieurs rangées de petits poils courts et roides que l'on désigne sous le nom de cils. La paupière inférieure en porte aussi quelques-uns, mais ils sont moins roides et moins nombreux. Chez le cheval aussi bien que chez l'homme, les cils ont pour mission de protéger le globe de l'œil des corps étrangers suspendus dans l'atmosphère.

Les deux paupières portent à leur bord libre,

c'est-à-dire à la partie par laquelle elles s'appliquent l'une contre l'autre pendant l'occlusion de l'œil, une série de petites ouvertures très-faciles à distinguer, et qui sont destinées à verser sur ce bord libre une humeur sébacée qui lubréfie cette partie et l'entretient humide. Lorsque cette humeur est sécrétée en trop grande abondance, elle constitue la chassie, et cette surabondance de sécrétion est due, le plus ordinairement, à un état maladif.

*Le corps clignotant.* — Cet organe, que l'on désigne encore sous le nom de troisième paupière, est placé dans le grand angle de l'œil, d'où il s'étend sur la partie antérieure du globe de l'œil pour le débarrasser des corps étrangers qui pourraient s'y attacher.

Cet usage de la troisième paupière est bien celui que lui a attribué la nature, et la preuve, c'est que cet organe est d'autant plus développé qu'il s'agit d'un animal ne pouvant se servir de son membre antérieur pour se frotter les yeux. Ainsi cet organe est très-développé dans le cheval et le bœuf. Chez le chien, qui se sert assez facilement de sa patte pour se frotter les yeux, il est très-peu développé, chez le chat, il l'est encore moins, et enfin chez l'homme et le singe, il est rudimentaire.

*La conjonctive.* — On appelle conjonctive la membrane muqueuse qui unit les paupières au globe de l'œil, et qui recouvre en totalité le corps clignotant dont nous avons parlé plus haut. Cette membrane est essentiellement vasculaire, et c'est à cette vascularité que l'on doit d'avoir dans l'inspection de cette membrane des indices de santé et de maladie. Ainsi, dans l'état de santé, la conjonctive est d'un beau rose pâle ; lorsque le cheval est affaibli par l'âge ou par la maladie, lorsqu'en un mot il y atonie, la conjonctive est pâle, décolorée et molle ; lorsqu'au contraire le cheval est sous l'influence d'une maladie inflammatoire, la conjonctive reflète une teinte rouge d'autant plus foncée que l'inflammation est plus violente.

Pour s'assurer de l'état de la conjonctive, il suffit de placer l'index sur la paupière supérieure, que l'on relève un peu en appuyant le pouce sur l'inférieure. Cette pression, qui s'exerce ainsi sur le globe de l'œil, engage le cheval à retirer le globe de l'œil au fond de l'orbite, et à chasser en avant le corps clignotant, qui se trouve alors à découvert et laisse bien voir toute la portion de conjonctive qui le recouvre,

Beautés et défectuosités de l'œil.

Pour que l'œil soit réputé beau, il faut qu'il soit grand, à fleur de tête, brillant, foncé en couleur et modérément convexe. Les humeurs qu'il renferme doivent être d'une grande limpidité, et l'iris doit jouir d'une parfaite mobilité.

La vivacité du reflet de l'œil et la hardiesse du regard sont presque toujours un indice de vigueur et d'énergie. Quelquefois pourtant cette même vivacité dans le regard indique un cheval d'un caractère difficile. Du reste, c'est aussi au plus ou moins de hardiesse dans le regard que la tête du cheval doit son plus ou moins d'élégance et d'expression.

*OEil petit* ou *gras*, encore appelé œil de cochon.—C'est un défaut grave, qui est dû à un trop petit volume du globe de l'œil ou au peu de largeur de l'ouverture des paupières. Cette conformation se fait surtout remarquer chez les chevaux à tête grosse chargée de muscles et provenant de pays bas, marécageux, froids et humides.

Lorsque l'œil est ainsi conformé, non-seulement il donne à l'animal un air désagréable, mais encore il indique un sujet prédisposé aux différentes affections de cet organe, notamment à la fluxion périodique, maladie fort grave, dont nous dirons quelques mots plus loin.

*OEil gros* ou *œil de bœuf.* — C'est l'opposé du précédent. C'est aussi un défaut non moins grave, qui est dû à une trop grande convexité de **la partie antérieure de l'œil que nous avons appelée cornée transparente. Dans ce cas, l'œil paraît vouloir sortir de l'orbite, ce qui donne à l'animal un air hébété. Sans compter que tous les chevaux dont les yeux sont ainsi conformés sont atteints de myopie.**

*OEil cerclé.* — C'est celui qui laisse voir autour de la cornée transparente un cercle blanc, qui n'est autre chose qu'une portion de la sclérotique. Cette disposition, qui ne constitue pas un véritable défaut, tient à une plus grande ouverture des paupières. Elle n'influe en rien sur la bonté de l'appareil de la vision, et n'a d'autre inconvénient que de donner à l'animal un air de méchanceté qui n'est pas le plus ordinairement justifié par son caractère.

*Yeux inégaux*. — Les yeux peuvent être inégaux en volume, par suite de l'inégalité de l'ouverture des paupières ; dans ce cas, le défaut n'a que l'importance qu'on veut bien y attacher. Mais si cette inégalité réside dans le volume du globe de l'œil, le défaut est grave, et il faut redoubler d'attention dans l'examen de ces organes. Il faut bien visiter les deux yeux et surtout le plus petit, car il est très-rare que cette disposition soit naturelle ; elle est presque toujours due à des maladies de l'œil, et le plus ordinairement à des accès répétés de fluxion périodique.

### De quelques affections des organes de la vision.

*Nuage* ou *taie*. — On appelle ainsi une tache blanchâtre plus ou moins étendue et produite par l'opacité d'une partie de la cornée transparente.

L'épaisseur et l'étendue de cette tache influent beaucoup sur le préjudice qu'elle apporte à la vision de l'animal. Si elle recouvre entièrement la cornée transparente, la vision est presque impossible. Si, au contraire, elle n'en occupe qu'une petite partie, la vision a lieu, mais d'une manière imparfaite, et les objets extérieurs n'étant plus, pour le cheval, parfaitement dessinés, il en résulte qu'il peut s'effrayer, devenir ombrageux et partant fort dangereux pour le cavalier.

Lors donc que l'on aperçoit une tache blanche sur la cornée lucide, il faut bien s'assurer qu'elle est accidentelle et que dans un temps donné elle pourra disparaître. A cet effet, on examinera bien l'œil dans tous les sens, et si l'on découvre sur la partie blanche une espèce d'excoriation, véritable plaie contuse avec perte de substance, on peut presque affirmer qu'avec des soins la tache blanche disparaîtra dès que la cicatrice de la cornée aura eu lieu. Cependant il vaut mieux, dans ce cas, si on en a le pouvoir, ne pas acheter un tel cheval.

*La cataracte.* — C'est l'opacité complète du cristallin, affection des plus graves, en ce sens qu'elle est sans remède et qu'elle empêche entièrement la vision. Dans le cas de cataracte, la pupille est fortement dilatée, et l'on aperçoit dans son ouverture le cristallin qui, au lieu d'être limpide, a une teinte blanchâtre.

On doit toujours rejeter un cheval atteint d'une

cataracte, même lorsque cette maladie n'est que commençante, parce qu'elle ne peut qu'augmenter et amener la perte de l'œil. Pourtant, si l'on se décidait, à cause de ses brillantes qualités, à acheter un cheval atteint d'une cataracte, il faudrait examiner avec un soin tout particulier l'œil bien portant, afin de s'assurer qu'il n'a pas, lui aussi, une tendance à contracter cette maladie ; car il n'est pas rare de voir un cheval borgne par suite d'une cataracte devenir aveugle par suite d'une seconde cataracte.

*L'amaurose* ou *goutte sereine*. — Ce n'est autre chose qu'une paralysie de la rétine et de l'iris. Dans cette maladie, l'ouverture pupillaire est constamment resserrée ou béante. La vision est tout à fait nulle, et le cheval conserve l'œil aussi beau et aussi clair que dans l'état normal. Il faut, pour s'apercevoir de cette maladie, un œil exercé et l'habitude de placer convenablement la tête du cheval pour procéder à la visite des yeux.

*L'hydrophthalmie*. — C'est un excès d'humeur aqueuse, c'est une véritable hydropisie de l'œil. Cette quantité d'humeur gêne les mouvements des organes contenus dans le globe de l'œil, la vision est presque nulle, et l'affection équivaut à la perte de l'œil.

*La fluxion périodique* ou *fluxion lunatique.* — C'est de toutes les maladies de l'organe de la vision la plus grave et souvent aussi une des plus difficiles à reconnaître. Cette maladie se renouvelle par accès, à des intervalles variables. Elle affecte généralement le cheval à grosse tête et à encolure chargée, le cheval des pays humides. Elle est héréditaire, détériore insensiblement l'organe, et finit par le rendre tout à fait impropre à la vision.

La fluxion périodique est une violente inflammation des parties externes et internes de l'œil. Lorsque l'accès se déclare, les paupières se gonflent et deviennent rouges à leur face interne ; l'œil devient larmoyant au point que les larmes s'écoulent sur le chanfrein ; le cheval tient l'œil presque constamment fermé ; la cornée transparente devient blanche ; toutes les humeurs s'épaississent et sont blanchâtres : la vue est nulle. Au bout de quelques jours l'inflammation se calme d'elle-même, l'œil devient clair, les larmes ne s'écoulent plus au dehors, la vision s'effectue et l'œil paraît guéri. Pourtant, si l'on

examine avec attention le fond de l'organe, on y découvre une teinte feuille-morte que l'on ne rencontre
jamais dans un œil bien sain. C'est là le signe ca-
ractéristique de la fluxion périodique après l'accès.
Mais ce signe n'est véritablement apparent qu'après
plusieurs accès, ce qui fait qu'au début, cette affection est extrêmement difficile à reconnaître après
l'accès. L'homme de l'art, même le plus expert, y
est trompé, c'est pourquoi le législateur a rangé
cette maladie parmi les cas rédhibitoires, avec un
délai de garantie de trente jours, terme quelquefois
trop court, mais suffisant dans le plus grand nombre de cas pour que l'accès se renouvelle et permette de demander au tribunal une prolongation de
garantie. C'est ordinairement vers l'âge de quatre à
cinq ans que cette maladie se déclare. Il est fort
rare de la voir survenir dans un âge plus avancé.

### Manière de procéder à l'examen de l'œil chez le cheval.

Pour reconnaître l'état des membranes et des humeurs du globe de l'œil, il faut placer le cheval dans
des conditions particulières de lumière.

Toutes les fois que la chose est praticable, il faut examiner les yeux dans l'écurie, ou bien sous un hangar, à une certaine distance du grand jour. L'œil, dans un endroit un peu sombre, est toujours bien plus facile à explorer, on aperçoit mieux le fond de l'organe, dont la pupille est alors très-dilatée. On doit pour cet examen se placer en face de l'animal, de manière à porter son regard obliquement sur le globe de l'œil, et à reconnaître s'il existe quelque trouble dans les parties qui le composent.

Ce premier examen étant terminé, on fait avancer un peu l'animal, pour que l'œil frappé d'une lumière plus vive laisse apercevoir le mouvement de rétrécissement de la pupille, mouvement qui doit être bien prononcé.

Si l'on ne peut placer le cheval dans des circonstances aussi favorables pour l'examen de la vue, il faut, pour reconnaître les mouvements de l'iris, placer la main sur l'un des yeux, de manière à le tenir fermé pendant quelques secondes. Aussitôt la pupille de l'œil opposé doit se dilater un peu, et lorsque l'on regarde l'œil que l'on avait tenu fermé, on voit sa pupille, fortement dilatée pendant l'occlusion, revenir peu à peu à ses dimensions premières dès que la lumière pénètre de nouveau dans l'organe.

Dans tous les cas, on évitera de procéder à cet examen en plein soleil, au voisinage des murailles blanchies, ou d'autres corps blancs qui réfléchissent beaucoup de lumière et font fermer la pupille au point qu'on ne peut rien voir au delà de l'ouverture pupillaire. Il faut aussi avoir soin d'enlever la bride si elle est garnie de garde-vue, car la surface de cette partie du harnais envoie à l'œil des rayons qui nuisent à l'examen que l'on veut faire.

## L'ENCOLURE.

L'encolure est cette partie qui s'étend du garrot à la nuque. Elle comprend l'encolure proprement dite, le gosier, la gorge et la crinière. C'est un véritable bras de levier à l'extrémité duquel se trouve la tète, et dont la longueur, la direction et les mouvements, influent d'une manière sensible sur les allures et même sur les aplombs du cheval.

Le bord supérieur de l'encolure supporte la crinière; l'inférieur, plus arrondi, est formé par la trachée ou conduit aérien, que l'on sent dans toute la longueur de cette partie.

Les parties latérales de l'encolure portent chacune une gouttière longitudinale dans laquelle se trouve logée, sous les téguments, la veine jugulaire, sur laquelle on pratique le plus ordinairement la saignée.

Quelquefois cette veine est oblitérée par suite d'accidents survenus à la suite de la saignée. Il est extrêmement important de s'assurer de son intégrité, car l'oblitération de la jugulaire peut être, à un moment donné, une cause de congestion cérébrale.

Pour s'assurer que le vaisseau dont il est question est intact, il suffit de le comprimer fortement avec l'index ; il se gonfle dans toute sa longueur s'il est parfaitement libre. S'il existe un obstacle, le gonflement s'arrête à l'endroit oblitéré.

*L'encolure courte* est généralement épaisse et laide. Elle ne convient pas au cheval de selle, en ce sens que cette conformation nuit à la souplesse et amoindrit l'action du mors.

*L'encolure longue* rend le cheval pesant à la main et d'un aspect désagréable. Ces deux défauts sont d'autant plus prononcés que l'encolure est plus grèle et la tête plus lourde.

*L'encolure moyenne* est celle que l'on doit rechercher pour le cheval de selle. Lorsqu'elle est courte et épaisse, elle est une beauté pour le cheval de trait, chez lequel elle est toujours unie à un large poitrail et à des épaules chargées de muscles.

*L'encolure horizontale* rend le cheval peu gracieux et sujet à butter. Le cheval dont l'encolure est ainsi conformée porte la tête basse, est lourd et difficile à conduire. Chez les chevaux doués de beaucoup d'énergie, comme les chevaux de course, par exemple, lorsque cette conformation se rencontre, elle devient une qualité. Chez eux, pendant l'action, le centre de gravité se trouvant toujours porté très-en avant, ils sont obligés d'accélérer les mouvements pour éviter la chute du corps en avant, et l'allure devient alors plus rapide.

*L'encolure rouée* est celle dont le bord supérieur décrit une courbe plus ou moins prononcée dans toute sa longueur. L'animal qui a l'encolure ainsi conformée porte la tête encapuchonnée et a des mouvements très-gracieux ; il plaît à l'œil, et convient beaucoup comme cheval de manége ou de promenade. Mais il ne faut pas se dissimuler que toute cette grâce, le cheval la possède aux dépens de la vitesse de ses allures. Le cheval andalous est celui chez lequel on rencontre le plus souvent cette conformation de l'encolure ; aussi le cheval andalous est-il réputé pour sa grâce et sa souplesse, mais non pour sa rapidité.

*L'encolure de cygne* est celle qui, étant longue et grêle, se trouve rouée à son extrémité supérieure seulement. Cette conformation donne à la tête la position verticale, que l'on considère comme le type de la beauté. L'encolure de cygne ne manque pas de grâce, et la position qu'elle donne forcément à la tête est on ne peut plus favorable à l'action de la bride.

*L'encolure de cerf* est l'opposée de l'encolure rouée, c'est-à-dire que le bord supérieur de cette partie offre une concavité au lieu d'une convexité. Cette conformation force l'animal à porter la tête au vent. Elle est ordinairement le partage des chevaux à allures très-rapides.

*L'encolure penchée* est celle qui se renverse à droite ou à gauche. Ce défaut est dû à une accumulation anormale de graisse dans le tissu cellulaire du bord supérieur de cette partie. L'encolure devient lourde, et le centre de gravité étant porté trop en avant, les animaux sont sujets à butter.

L'encolure s'unit avec le poitrail, les épaules et le garrot, dont elle est séparée par une dépression d'autant plus profonde que la race est plus pure, dépression que l'on désigne sous le nom de *coup de hache*.

Si le coup de hache est bien prononcé, on dit que l'encolure est bien sortie. Si, au contraire, le coup de hache est à peine sensible, si l'encolure semble s'implanter brusquement dans le poitrail, on dit l'encolure mal sortie ou fausse.

Il arrive quelquefois que l'on rencontre sur les parties latérales de l'encolure des traces de sétons. Il faut, dans ce cas, redoubler d'attention, car des émonctoires ne sont placés dans cette partie que pour des affections extrêmement graves, telles que le vertige, les ophthalmies, la morve, etc.

## LE GOSIER.

On appelle ainsi la partie supérieure du bord antérieur de l'encolure.

Cette partie, pour être belle et bien conformée, doit être large et bien arrondie ; on doit sentir sous la peau les premiers cerceaux de la trachée formant un cercle, et non aplatis. Lorsqu'on rencontre cette dernière conformation, on doit craindre de voir survenir le cornage, affection grave dont il sera parlé plus loin.

## LA CRINIÈRE.

On désigne sous ce nom les crins situés au bord supérieur de l'encolure, et qui s'étendent depuis le toupet jusque vers le milieu du garrot.

La crinière est d'autant plus fournie que l'animal est d'une race plus commune ; aussi les marchands de chevaux ont-ils la précaution d'en arracher le plus qu'ils peuvent, lorsqu'ils veulent faire passer un cheval commun pour un cheval de race.

Les chevaux entiers ont toujours la crinière plus abondante que les chevaux hongres, dont les crins sont plus rares et plus soyeux. On dit la crinière double lorsqu'elle est tellement fournie qu'elle retombe sur les deux côtés de l'encolure.

La longueur plus ou moins grande des crins est un indice de plus ou moins de pureté dans la race. Ainsi, les chevaux qui ont beaucoup de sang, comme les anglais et les arabes, portent généralement des crins très-longs. En Algérie, on rencontre des juments très-fines dont les crins soyeux tombent jusque sur le sol. Les indigènes se gardent bien de les diminuer de longueur, ils savent très-bien que les animaux issus de races communes les ont généralement courts et épais.

# LE GARROT.

Le garrot est cette partie qui vient à la suite de l'encolure et qui fait suite au dos.

C'est surtout lorsqu'il s'agit d'un cheval de selle qu'il faut porter toute son attention sur cette partie. Le cheval de selle doit avoir le garrot bien sorti et bien élevé, afin que la selle ne soit pas rejetée sur les épaules pendant l'action. Il faut aussi qu'il soit sec, c'est-à-dire peu chargé de parties molles, car si le garrot vient à être blessé par le harnachement, il sera d'autant plus vite guéri qu'il sera plus sec et moins empâté.

Lorsque le garrot est peu saillant, on dit le cheval bas du devant. S'il est gras, volumineux, il se laisse facilement entamer par le harnachement, et les plaies qui en résultent sont des plus difficiles à guérir.

Pour le cheval destiné au trait léger, on peut être moins difficile sur la hauteur du garrot ; pourtant, un garrot trop bas est un défaut : il indique un cheval aux allures courtes, et chez lui le mouvement des épaules est ordinairement assez borné.

## LE DOS.

C'est la région qui fait suite au garrot et qui se prolonge jusqu'aux reins.

Pour être bien conformée, cette partie doit offrir dans toute sa longueur une concavité très-légère. Si cette concavité est trop prononcée, le cheval est dit ensellé, disposition qui lui donne beaucoup de souplesse, il est vrai, mais qui lui enlève une partie de sa force. Le cheval un peu ensellé et en même temps long-jointé convient parfaitement comme cheval de promenade pour dames : ses réactions sont très-douces, sa souplesse est très-grande ; mais il se fatigue promptement et est incapable de fournir des courses rapides et répétées.

Lorsqu'au lieu de présenter, ainsi que cela doit être, une légère concavité, le dos est convexe, on l'appelle dos de mulet, ou bien encore dos de carpe. Cette disposition rend les réactions très-dures, mais les animaux qui présentent cette conformation sont très-forts et très-aptes à porter de lourds fardeaux.

Le dos doit être modérément long, car s'il est trop long, les réactions sont plus douces, il est vrai, mais le cheval est moins fort. S'il est trop court, les réactions sont dures, mais le cheval est très-fort et peu souple, et ne convient que pour le trait.

Quant à la largeur du dos, elle est toujours une beauté. Un dos large indique un grand développement des muscles et une large poitrine.

## LES REINS.

Cette région fait suite au dos, s'étend jusqu'à la croupe et participe à la direction, aux qualités et aux défauts du dos.

On doit rechercher pour le service de la selle une longueur moyenne des reins, afin que le cheval réunisse la force à la souplesse des allures, et que cette région ait suffisamment d'étendue pour qu'on y puisse placer le porte-manteau.

La largeur des reins est un indice de force; de même que pour le dos cette largeur indique le développement musculaire.

La flexion des reins, provoquée par le pincement de l'épine lombaire, indique la souplesse de cette partie, en même temps qu'elle est un indice certain de bonne santé.

## LA CROUPE.

Cette partie comprend toutes les parties postérieures du tronc jusqu'à la cuisse.

On lui donne différents noms, dépendant de l'épaisseur des muscles qui la forment et de la direction des os qui lui servent de base.

On dit que la croupe est *double* lorsqu'elle est très-chargée de muscles formant de chaque côté une éminence avec un sillon bien marqué au milieu.

Cette croupe est toujours fort large et convient parfaitement au cheval de gros trait. Pour le cheval de selle, destiné aux allures rapides, cette conformation est essentiellement vicieuse ; elle donne un trop grand poids aux parties postérieures, et par ce fait la locomotion se trouve ralentie.

La croupe *tranchante* ou *de mulet* est celle dans laquelle les masses musculaires peu développées forment un plan incliné de chaque côté de l'épine dorsale qui s'élève dans le plan médian. Cette forme de croupe, bien que fort peu gracieuse à l'œil, est pourtant celle qu'il faut rechercher pour le service de la selle. Elle se rencontre toujours dans les chevaux très-énergiques, et principalement dans les races barbes, espagnoles et anglaises, où le volume des muscles est remplacé par la force de leurs fibres.

La croupe *horizontale* est celle qui suit à peu près la même ligne que les reins. C'est là une grande beauté, qui ne se rencontre que dans les chevaux très-distingués, comme les chevaux anglais, par exemple.

La croupe *avalée* est celle qui va en s'abaissant de la partie antérieure à la partie postérieure. Cette conformation, qui est généralement le partage des chevaux communs, nuit à la vitesse des allures ; il faut, autant que faire se peut, rejeter les animaux qui présentent cette conformation.

Il faut rechercher une croupe large pour la jument destinée à la reproduction. Cette largeur indique chez elle un grand développement du bassin. Le fœtus y est logé à l'aise et peut se développer facilement, l'accouchement est plus facile et la mère en souffre peu.

## LA HANCHE.

La hanche proprement dite est cette partie saillante qui a pour base l'angle externe et antérieur de l'os coxal.

Cette partie est d'autant plus saillante que la croupe est plus avalée ; mais cette saillie n'est véritablement qu'un défaut pour l'œil et n'influe en rien

6.

sur la rapidité des allures. Lorsque la proéminence de la hanche est portée à l'excès, on dit que le cheval est *cornu*. Cette conformation se fait surtout remarquer chez le cheval allemand, et chez lui elle est généralement un signe de bonté et de vigueur.

La hanche, ou plutôt la pointe de la hanche est par sa position exposée à des contusions, qui quelquefois entraînent la fracture de cette partie. Cet accident, qui fait désigner le cheval sous le nom d'*épointé* ou *éhanché*, n'est encore ici le plus souvent nuisible qu'au coup d'œil ; le cheval qui a subi cette fracture conserve le plus ordinairement la rapidité et la facilité de ses allures.

## LA QUEUE.

La queue termine la partie postérieure du tronc et influe beaucoup par sa forme et sa position sur l'élégance du cheval. Non-seulement la queue est le plus bel ornement du cheval, mais encore elle lui est indispensable pour se débarrasser des insectes qui, pendant les chaleurs, viennent l'incommoder de leurs piqûres. On remarque toujours que, dans les pâturages, les chevaux privés de leur queue souffrent beaucoup et restent maigres.

La queue, pour être bien attachée, doit partir de la croupe aussi haut que possible et cette disposition ne peut exister que lorsque la croupe est parfaitement horizontale. C'est là le *nec plus ultra* de la beauté ; et ce n'est que chez le véritable cheval anglais qu'on trouve, et une croupe horizontale, et une queue bien attachée.

Lorsque la croupe est avalée, la queue est toujours basse, mal attachée et sans grâce.

Les crins qui garnissent la queue doivent bien recouvrir le tronçon. Chez certains chevaux les crins sont soyeux et ondulés , chez d'autres ils sont absolument droits, comme chez les chevaux barbes, par exemple.

Lorsque les crins ont été laissés entiers, sans jamais être coupés, et que le tronçon lui-même est intact, on dit le cheval *à tous crins*.

Un cheval *écourté* ou *courte queue* est celui chez lequel on a retranché une certaine longueur du tronçon et coupé les crins au niveau de l'amputation. Lorsqu'à la suite de cette amputation du tronçon de la queue on a laissé aux crins restants toute leur longueur, la queue est dite *en balai*.

La queue *en catogan* est celle dont le tronçon est coupé très-court et dont les crins dépassent à peine le bout du tronçon. On donne généralement cette disposition à la queue chez les chevaux de halage, afin que les crins ne s'embarrassent pas dans les câbles auxquels les chevaux sont fixés.

Il se rencontre des chevaux chez lesquels le tronçon de la queue est dépourvu de crins. Cet état anormal survient le plus ordinairement à la suite de maladies, et le cheval est dit *queue de rat,* à cause de l'analogie que présente la queue du cheval ainsi dégarnie avec la queue écailleuse et rugueuse du rat. A cette dénudation de la queue chez le cheval se rattache un proverbe ancien, qui est loin d'avoir toute la valeur que certaines gens lui accordent. On dit : *Cheval queue de rat ne laisse jamais son maître dans l'embarras.* Ce qui semblerait vouloir dire que généralement ces chevaux sont bons. C'est une erreur ; les chevaux queue de rat ne sont ni plus mauvais ni meilleurs que les autres.

Les chevaux qui sont doués d'une grande vigueur portent la queue en trompe pendant l'exercice, surtout lorsqu'elle est bien attachée. Le port de la queue est dû à la force des muscles releveurs de cet organe. On cherche à donner à des chevaux mous cette apparence d'énergie, en leur faisant subir une opération qui consiste à détruire l'action des muscles abaisseurs de la queue en enlevant la partie la plus volumineuse de ces muscles. Cette opération, qui a été pratiquée pour la première fois en Angleterre, est désignée sous le nom de queue à l'anglaise, et le cheval qui a été soumis à cette opération est appelé *anglaisé*.

On dit que le cheval est *niqueté* quand on s'est borné à l'opération des muscles abaisseurs, sans pratiquer l'amputation d'une partie du tronçon de la queue

Il est toujours facile de s'apercevoir, en soulevant la queue, si l'opération dont il est question a été pratiquée. Les cicatrices qui en résultent sont toujours visibles et ne doivent laisser aucun doute à cet égard.

Le plus ou moins de difficulté que l'on éprouve à soulever la queue d'un cheval témoigne de son plus ou moins d'énergie. Un cheval vigoureux oppose toujours une très-grande résistance lorsqu'on veut lui soulever la queue. Un cheval mou, au contraire, se la laisse soulever sans aucune résistance. Chez certains chevaux même, elle est si flasque qu'elle bat entre les jambes pendant l'exercice.

Les marchands de chevaux, en général, ayant toujours intérêt à faire croire à l'acheteur qu'un cheval porte bien sa queue, introduisent dans l'anus, au moment de présenter le cheval, un petit morceau de gingembre, qui, par l'irritation qu'il produit, force le cheval à soulever sa queue. C'est là une coutume passée dans le domaine du maquignonnage et sur laquelle il faut fermer les yeux, sans tenir compte à ce moment de la manière dont le cheval porte sa queue.

## L'ANUS.

On appelle ainsi l'ouverture extérieure du canal intestinal, ouverture par laquelle sortent les matières excrémentitielles.

L'examen de cette partie est plus important qu'on ne le pense généralement. Chez un cheval jeune, bien nourri, vigoureux, l'anus est saillant et bordé d'une espèce de bourrelet très-dur formé par le muscle sphincter. Chez un vieux cheval, chez un cheval malade, ou même épuisé par le travail, l'anus est enfoncé profondément entre les fesses, il est flasque et même quelquefois béant, défaut très-grave en ce sens que l'air pénètre constamment dans les dernières portions intestinales et y produit de l'irritation. Chez les chevaux à robe claire, il se développe souvent au pourtour de l'anus des tumeurs noires que l'on désigne vulgairement sous le nom de tumeurs hémorroïdales, et qui ne sont autre chose que des mélanoses.

Il faut toujours rejeter un cheval qui porte ces tumeurs dont l'ablation est toujours très-difficile et suivie d'ulcères qui ne se guérissent que très-difficilement.

## LE PÉRINÉE ET LE RAPHÉ.

On donne le nom de périnée à l'espace compris entre les deux fesses, et qui s'étend de l'anus aux organes génitaux. Dans cette partie la peau est très-fine et ne porte pas de poils, mais seulement un léger duvet. Cette partie est beaucoup plus étendue dans le cheval que dans la jument, chez laquelle elle est presque rudimentaire, puisqu'elle ne s'étend que de l'anus à la vulve.

Le raphé n'est autre chose que cette petite ligne saillante qui divise verticalement le périnée et se prolonge dans le mâle, sans interruption, jusqu'au fourreau.

## LE POITRAIL.

On désigne ainsi toute la partie antérieure de la poitrine placée au-dessous de l'encolure et entre les deux angles des épaules. Le poitrail a pour base l'os sternum et les muscles volumineux qui partent de cet os et se portent aux membres antérieurs.

La largeur de cette partie est toujours en raison directe de celle de la poitrine. Un large poitrail est toujours l'indice d'une grande capacité thoracique, d'un poumon volumineux, et par conséquent d'une respiration facile et étendue. Le cheval qui a le poitrail ainsi conformé est robuste, fort, et long d'haleine.

Cette belle conformation, quelque séduisante qu'elle soit, doit être rejetée lorsqu'il s'agit d'un cheval destiné aux allures rapides, car le cheval à large poitrail est généralement impuissant à fournir une course rapide ; ici il faut rechercher une grande hauteur de poitrine, afin que la perte en largeur de poitrail soit compensée par ce développement en hauteur, qui permet au poumon de s'étendre et de fonctionner à l'aise.

Dans tous les cas et pour tous les services on doit toujours rejeter un cheval dont le poitrail est si étroit que les épaules semblent vouloir se rejoindre. Un tel cheval ne peut rendre que de mauvais services. Il ne peut supporter la fatigue, les allures un peu rapides l'essoufflent promptement, et il est plus que tout autre, à cause de cette conformation, prédisposé à contracter des affections aiguës de la poitrine.

On rencontre très-souvent au poitrail du cheval que l'on veut acheter des traces de sétons. Il ne faut, pour cet endroit du moins, ne tenir aucun compte de ces cicatrices, car la plupart du temps le séton est appliqué au poitrail par simple mesure de précaution.


# L'ARS.


On donne ce nom à la partie qui sépare le poitrail de l'avant-bras, c'est pour ainsi dire le point d'union du membre antérieur avec le tronc. Cette partie étant un centre de mouvements et la peau qui la recouvre devant s'étendre beaucoup, elle porte à cet endroit des plis nombreux qui permettent un libre mouvement dans cette région.

Pendant les chaleurs et par suite d'un exercice prolongé, les chevaux gras qui cheminent sur des chemins couverts de poussière sont sujets à s'excorier les plis de l'ars. On dit alors que le cheval est frayé aux ars. Cette légère blessure se guérit très-facilement par le repos, ne réclame que des soins de propreté et ne présente aucune gravité.

## L'INTER-ARS.

Cette région se trouve comprise dans le poitrail ;
c'est elle qui sépare l'un de l'autre les deux ars.

## LE PASSAGE DES SANGLES.

C'est la partie située entre le ventre et l'inter-ars.
et sur laquelle reposent les sangles de la selle.

Cette partie doit toujours être parfaitement saine
et exempte d'excoriations, car dès que les sangles
ont commencé à blesser un cheval dans cette région, il est rare que ces blessures ne se renouvellent
pas, et elles sont d'autant plus difficiles à guérir,
qu'il est impossible de faire passer les sangles ail-
leurs que sur ce point.

# LES CÔTES.

On donne le nom de *côte* à cette région qui a pour base toutes les côtes qui ne sont pas recouvertes par l'épaule. Elle est bornée en avant par l'épaule, en arrière par le flanc, en bas par le ventre, et en haut par le dos.

La côte du cheval, pour être bien conformée, doit offrir une convexité assez prononcée.

La côte plate annonce un cheval court d'haleine, une mauvaise poitrine et peu de force; à moins pourtant que ce défaut de la côte ne soit compensé par une très-grande hauteur de la poitrine, comme chez les chevaux anglais, par exemple.

La côte arrondie indique toujours une poitrine ample, des poumons volumineux et la faculté de soutenir un exercice violent. C'est là une grande beauté chez le cheval; mais, pour que l'œil ne soit pas blessé, il faut aussi que cet arrondissement de la côte ne soit pas porté à l'excès.

Lorsqu'on achète un cheval, il ne faut jamais négliger de passer la main sur les côtes, afin de s'assurer qu'elles sont toutes entières. Les fractures des côtes sont fréquentes, et toujours, à la suite de ces fractures, il y a des adhérences du poumon ou de ses enveloppes au point fracturé ; de sorte que les animaux qui portent des fractures de côtes sont plus sujets que les autres à contracter des affections du poumon.

Lorsque, sur les côtes, on aperçoit des parties dénudées de poil, il faut redoubler d'attention dans l'examen du cheval, car c'est là un indice qu'il y a eu sur cette partie des sinapismes ou des vésicatoires, pour guérir une maladie de poitrine, maladie d'autant plus susceptible de récidive que le cheval aura la côte plus plate et la poitrine plus étroite.

## LE VENTRE.

On comprend sous cette dénomination toute la partie comprise entre le passage des sangles, les

7.

aines, les côtes et les flancs. Elle a pour base les muscles des parois inférieures de l'abdomen.

Pour que le ventre soit bien conformé, son développement doit être médiocre. Lorsqu'il est trop volumineux, il est dit *avalé;* s'il l'est plus encore, on le dit *ventre de vache.* Le cheval ensellé, celui à côte plate, ont en général le ventre très-gros, l'un par suite de la grande flexion de la colonne dorsolombaire, l'autre parce que le poumon refoule le diaphragme vers les intestins. Le ventre de vache indique un cheval mou, grand mangeur et peu propre aux allures rapides, à cause de sa masse intestinale et de son peu d'haleine. Chez lui le poumon se trouve refoulé en avant par les intestins, d'une part, et ensuite, dans le mouvement de dilatation de la poitrine, les côtes devant soulever par leurs extrémités la masse intestinale, il en résulte dans l'acte de la respiration un ralentissement d'autant plus grand que le ventre est plus lourd et plus volumineux.

Si, au contraire, le cheval a le ventre trop peu développé, on le dit *étroit de boyaux.* Si en même temps il est resserré vers les flancs, on le dit *retroussé* ou encore *levretté.* Ces deux défauts annoncent un cheval qui se nourrit mal ou qui est atteint d'une affection intestinale ou stomacale.

Pourtant il faut aussi considérer que fort souvent le volume du ventre dépend du genre de nourriture auquel le cheval est soumis. Ainsi le cheval de gros trait a ordinairement le ventre volumineux, parce qu'il mange considérablement de fourrage. Le cheval de course, au contraire, a le ventre levretté ; chez lui cette disposition tient à ce qu'il est privé de fourrage et qu'il mange beaucoup de grain. En Angleterre, les bons poulains ont généralement peu de ventre, parce qu'ils sont élevés sans manger de fourrage, ce dernier étant remplacé par du grain et de la féverole.

## LE FLANC.

Cette partie n'est véritablement qu'un prolongement du ventre entre les côtes et la hanche jusqu'aux reins. La partie supérieure du flanc celle qui touche aux reins, se nomme le creux du flanc ; le milieu s'appelle la corde du flanc, et la partie inférieure, qui se confond avec le ventre est désignée sous le nom de partie basse du flanc.

Chez le cheval en bonne santé, le flanc doit être plein, la corde doit être peu saillante et le creux peu apparent. La disposition contraire se fait surtout remarquer chez les chevaux maigres, chez ceux qui ont souffert d'une longue maladie ou qui ont éprouvé une grande fatigue ; dans ce cas on dit que le cheval a le flanc creux ou cordé.

La longueur du flanc se mesure de la dernière côte à l'angle de la hanche. Elle est toujours en rapport avec la longueur des reins et donne lieu aux mêmes considérations. Ainsi nous avons dit plus haut que pour un cheval fort et robuste, il fallait rechercher un rein court, nous en dirons autant du flanc : plus il est court, plus le cheval est fort et vigoureux ; un flanc trop long indique toujours un cheval de peu d'énergie.

Les mouvements du flanc exigent l'examen le plus sérieux dans le choix d'un cheval. C'est par eux que l'on reconnaît l'état des organes de la respiration, sans l'intégrité desquels l'animal perd presque toute sa valeur.

Lorsque le cheval est en bonne santé et reposé depuis quelque temps, le flanc exécute des mouvements réguliers et égaux d'élévation et d'abaissement correspondant aux mouvements d'inspiration et d'expiration de l'organe pulmonaire, et qui sont séparés de temps en temps par des mouvements plus grands, qu'il faut bien se garder de prendre pour un état maladif.

Le mouvement du flanc s'accélère en raison de la vitesse et de la longueur de l'exercice auquel on soumet le cheval, et la poitrine est d'autant meilleure que le flanc reprend plus promptement son mouvement naturel. Lorsqu'après une course l'animal reste essoufflé, on le dit souffleur ou court d'haleine. Ce défaut se fait surtout remarquer chez les chevaux à poitrine étroite et à flanc retroussé.

Ce qu'il importe surtout de bien connaître dans les mouvements du flanc, c'est celui qui indique que le cheval est poussif. Nous en ferons l'objet d'un article à part, lorsque nous traiterons des vices rédhibitoires.

## LES TESTICULES.

Les testicules, au nombre de deux, sont placés à la région inguinale et renfermés dans une poche membraneuse que l'on désigne sous le nom de bourses. Ce sont des corps glandulaires formés de vaisseaux enroulés les uns sur les autres et destinés à contenir la liqueur spermatique.

Les bourses restent vides pendant la première jeunesse. Les testicules ne descendent chez le poulain que vers la fin de la première année.

La peau qui recouvre les bourses est fine et recouverte seulement d'un léger duvet. Le plus ordinairement sa couleur est noire.

Lorsqu'on examine un cheval entier, il faut visiter les organes de la génération avec soin. Il faut bien s'assurer de l'intégrité des testicules, car le cheval entier ne jouit de toute sa force que lorsque ses testicules sont eux-mêmes dans un état parfait de santé.

Les testicules bien développés annoncent la force et la vigueur. Aussi chez les chevaux du Midi, et notamment chez les arabes, les trouve-t-on très-volumineux : on est même frappé de ce volume excessif des testicules lorsqu'on examine un cheval arabe pour la première fois ; on est tenté de croire à une maladie de ces organes, tant on les trouve volumineux relativement au reste du corps. Il n'en est rien. Cette conformation est naturelle, et indique chez ces animaux une grande puissance comme force et comme fécondité.

L'intégrité du testicule se reconnaît en le prenant dans la main et en le faisant jouer de bas en haut et de haut en bas. Si ces organes sont bien libres dans leurs enveloppes, ils fuiront sous la moindre pression de la main, et iront se loger dans la partie supérieure des bourses pour redescendre à leur place presque immédiatement.

Les testicules ne doivent pas être trop pendants, car cette disposition indique la faiblesse.

Si, au contraire, ils sont toujours rétractés vers la partie supérieure des bourses, c'est un signe constant de douleurs intestinales.

Lorsque l'on porte la main sur les testicules, on doit sentir la peau souple et sans engorgement.

On appelle sarcocèle l'état maladif qui consiste dans un développement considérable de l'organe lui-même, et hydrocèle une collection de liquide développé dans les enveloppes.

L'hydropisie des bourses ou l'hydrocèle est une maladie assez fréquente chez les chevaux entiers, chez ceux surtout qui ont été soumis à une mauvaise alimentation et à de rudes travaux. Il est facile de la reconnaître à la grande tension des bourses, au luisant de la peau et à l'impossibilité de saisir l'organe, qui se trouve refoulé par le liquide dans la partie supérieure des bourses. Cette maladie est d'autant plus grave chez le cheval, qu'elle coïncide presque toujours avec un commencement d'hydropisie abdominale.

On trouve des chevaux entiers chez lesquels il n'y a qu'un testicule. Cette conformation est due à un arrêt dans la descente de l'organe, qui n'a pas pénétré jusque dans les bourses et qui est resté dans l'abdomen. Ces chevaux sont désignés sous le nom de *monorchides*, et ne sont pas plus inféconds que si leurs testicules étaient bien placés. Ils sont au contraire très-vifs et très-portés à l'acte de la génération. Généralement, ils sont méchants ou indociles.

On désigne sous le nom de cheval hongre celui qui a subi l'opération dite la castration, qui consiste à enlever les deux testicules dès qu'ils sont descendus dans les bourses, et que l'opérateur peut les saisir. Cette opération, qui nuit beaucoup à la vigueur du cheval, le rend plus doux et modifie ses formes, qui deviennent plus arrondies et plus gracieuses. Cette opération, qui peut être pratiquée sans danger à toutes les époques de la vie, doit être pratiquée à l'âge de deux ans, lorsque l'on veut conserver au cheval une certaine vigueur et lui faire contracter des formes opposées à celles qu'il aurait eues s'il était resté entier.

## LE FOURREAU.

On appelle ainsi le repli de la peau dans lequel se trouve logée la verge, dans son état de relâchement seulement, car lorsqu'elle est en érection, elle s'éloigne beaucoup du fourreau, qui semble, du reste, faire corps avec elle vers sa base.

La cavité du fourreau est enduite d'une humeur sébacée de couleur gris noirâtre, que l'on désigne à cause de son aspect sous le nom de cambouis.

Pour être bien conformé, le fourreau doit être ample, pour que la verge puisse sortir et rentrer facilement. Chez les chevaux entiers, cette disposition existe toujours, mais chez les chevaux hongres, il arrive quelquefois qu'à la suite de la castration il se rétrécit d'une manière telle, que la verge ne sort pas du fourreau lorsque le cheval veut uriner. Ce état constitue un grave défaut : l'urine séjourne dans le fourreau et y donne naissance à des ulcères difficiles à guérir.

## LA VERGE.

Cette partie, que l'on désigne encore sous le nom de *pénis*, est formée d'un tissu spongieux très-vasculaire.

L'érection de la verge se produit par l'afflux du sang dans cette partie. L'examen sérieux du pénis du cheval n'a véritablement d'importance que pour les chevaux destinés à la reproduction. Il doit toujours être bien sain et exempt de verrues ou d'ulcérations, qui peuvent non-seulement se communiquer à la femelle, mais encore au poulain. Il doit toujours paraître à l'entrée du fourreau et en sortir en partie lors de l'émission de l'urine.

Chez certains chevaux, la verge est frappée de paralysie et pend hors du fourreau. Indépendamment du désagrément de voir cet organe pendant, les allures du cheval se trouvent gênées et ralenties.

# LA VULVE.

C'est l'orifice externe de l'appareil génital et urinaire de la femelle, le seul organe que nous ayons à étudier pour rester dans les limites que nous nous sommes tracées, en ne voulant nous occuper que des parties externes du corps du cheval.

Elle constitue une fente verticale, située au-dessous de l'anus, dont elle est séparée par le périnée. Elle présente à considérer deux lèvres et deux commissures.

Les lèvres sont arrondies, ridées transversalement, couvertes d'une peau fine et dépourvue de poils. Elles doivent fermer exactement l'ouverture de la vulve. Si, de chaque côté des lèvres de la vulve, on remarque de nombreux plis, c'est un indice que la jument a pouliné.

La commissure inférieure est arrondie, tandis que la supérieure se termine à angle aigu. Si l'on écarte un peu la commissure inférieure, on aperçoit une partie saillante qui n'est autre chose que le **clitoris**, organe de sensualité, formé d'un corps spongieux très-vasculaire, et susceptible d'érection, comme la verge du mâle.

Quelquefois on rencontre sur la vulve des juments de petites verrues disséminées çà et là. Ces verrues étant héréditaires, il ne faut employer à la reproduction que des femelles exemptes de ces affections.

## LES MAMELLES.

On donne ce nom à deux organes situés dans la région inguinale, et dont l'office est de sécréter le lait destiné à la nourriture du jeune poulain. Ce sont deux véritables glandes, séparées l'une de l'autre par un sillon et terminées, chez la jument comme chez la femme, par un seul mamelon légèrement aplati.

Chez la jument qui n'a pas encore pouliné, les mamelles sont à peine apercevables; ce n'est véritablement que pendant la lactation qu'elles prennent du développement. Elles sont recouvertes d'une peau fine et souple, fournie d'un léger duvet.

Lorsque l'on achète une jument, il faut toujours s'assurer de l'intégrité de ces organes ; car il arrive quelquefois qu'une jument qui a porté présente des indurations dans les mamelons. Ces indurations, toujours de nature squirrheuse ou cancéreuse, finissent par s'ulcérer et par compromettre la santé de l'animal.

# LES MEMBRES.

Les membres constituent quatre appendices destinés à soutenir le tronc dans la station et à le transporter dans les différentes allures. On les distingue en membres antérieurs ou thoraciques, et en membres postérieurs ou abdominaux.

Chaque membre est formé d'une série de rayons qui s'étendent et se fléchissent les uns sur les autres.

8.

On désigne sous le nom de *bipède* la réunion de deux membres considérés simultanément. Ainsi on dit le bipède antérieur, lorsque l'on veut désigner les deux membres antérieurs ; le bipède postérieur, pour désigner les membres abdominaux ; le bipède latéral droit, pour désigner le membre antérieur droit et le postérieur du même côté ; le bipède latéral gauche, pour désigner les membres antérieurs et postérieurs gauches ; le bipède diagonal droit, pour désigner le membre antérieur droit et le membre postérieur gauche ; et le bipède diagonal gauche, pour le membre antérieur gauche, et postérieur droit.

Toutes ces dénominations sont très-importantes à connaître. Elles servent beaucoup dans la confection des signalements.

## MEMBRES ANTÉRIEURS.

Encore appelés membres thoraciques, à cause de leur position par rapport à la poitrine.

## ÉPAULE ET BRAS.

Ces deux régions, ordinairement confondues ensemble, font masse avec le tronc et ont pour base le scapulum et l'humérus, formant à leur articulation un angle à peu près droit, dont le sommet apparent au dehors porte le nom d'angle ou pointe de l'épaule. Ces deux os, entourés de muscles puissants, laissent entre eux, en arrière, un espace triangulaire occupé par une masse musculaire considérable. destinée à exécuter l'extension de l'avant-bras.

Pour le cheval de selle, l'épaule doit être *longue, oblique* et *sèche.*

*Longue* et *oblique* pour que les muscles qui se portent de cette région à l'avant-bras aient une plus grande étendue de contraction, et aussi pour permettre au membre de se porter plus en avant et d'embrasser une plus grande étendue de terrain. Cette disposition rend en outre les réactions sur le sol moins dures et prévient ainsi la ruine du membre, en même temps que l'allure est plus douce pour le cavalier.

*Sèche.* — Cette condition est essentielle pour le cheval de selle, qui ne doit dans aucune des régions de son corps présenter des masses musculaires trop pesantes.

C'est surtout chez le cheval de selle anglais qu'on rencontre ces trois qualités, la hauteur de la poitrine permettant un grand développement de cette partie.

Pour les chevaux de trait, on attache beaucoup moins d'importance à la hauteur de l'épaule. Il la faut aussi un peu plus charnue que pour le cheval de selle.

Chez les chevaux de gros trait, qui sont destinés à traîner de lourds fardeaux, une épaule un peu courte et chargée de muscles est une beauté.

On dit qu'un cheval a les épaules plaquées ou chevillées, lorsqu'elles sont tellement rapprochées l'une de l'autre que le poitrail paraît serré et que les pointes des épaules paraissent vouloir se toucher. Dans tous les cas et pour tous les services, cette conformation est mauvaise et est le partage des chevaux faibles de poitrine.

# L'AVANT-BRAS.

L'avant-bras est formé dans le cheval par l'os radius, recouvert par les muscles fléchisseurs et extenseurs du canon et du pied. Sa face interne, dépourvue de muscles et recouverte seulement par la peau, laisse apercevoir une veine sous-cutanée dite veine de l'avant-bras, et sur laquelle on pratique quelquefois la saignée.

On doit surtout considérer, dans l'avant-bras, sa longueur et le développement de ses muscles. La longueur de cette partie est toujours en raison inverse de la longueur du canon. Un avant-bras long est toujours considéré comme une beauté, surtout s'il s'agit d'un cheval destiné aux allures rapides. Lorsqu'il est court, le cheval ne peut embrasser que peu de terrain à la fois. Cependant, pour le cheval de selle, auquel on demande plus de brillant que de rapidité, pour celui auquel on demande des mouvements sur place, cette dernière conformation est avantageuse : le cheval embrasse peu de terrain, il fait peu de chemin, mais il se cadence agréablement

et convient beaucoup pour la haute école de manége.

Quelle que soit la longueur de l'avant-bras, cette
région doit toujours présenter à sa partie supérieure une forte saillie formée par les muscles extenseurs du canon et du pied ; on dit alors que l'a-
vant-bras est musculeux ou bien musclé.

On dit que l'avant-bras est grêle lorsque les muscles sont peu développés, ce qui annonce peu de
force de la part de l'animal. Cette conformation
s'associe le plus ordinairement à une poitrine
étroite, et le cheval peut être considéré comme peu
vigoureux.

## LA CHATAIGNE.

A la face interne de l'avant-bras et sur son tiers
inférieur se trouve une plaque cornée que l'on désigne sous le nom de châtaigne. Cette production
cornée est irrégulière et rugueuse. Elle est très-
peu développée chez les chevaux de race distinguée,
et très-volumineuse chez les chevaux communs.
Chez certains chevaux, si on ne la rognait souvent

avec l'instrument tranchant, elle prendrait des proportions considérables. Les marchands de chevaux ont toujours le plus grand soin de la couper au niveau de la peau, pour tromper l'acheteur et lui faire croire à une distinction de race qui n'existe pas.

## LE COUDE.

Le coude a pour base l'os de l'olécrâne, et forme en avant du passage des sangles une saillie très-peu développée lorsque le cheval est au repos, mais très-apparente dans les mouvements de flexion.

Cette région est souvent le siége d'une tumeur qu'on désigne sous le nom d'éponge. Cette tumeur est occasionnée par la pression constante de l'éponge interne du fer chez les chevaux qui se couchent en vache, c'est-à-dire qui portent le pied antérieur tout à fait en dehors pendant le coucher. Cette tumeur n'a d'autre gravité que d'être très-désagréable à l'œil. Lorsqu'elle est récente, elle peut se guérir facilement ; mais si elle est un peu ancienne, elle peut s'indurer et devenir incurable.

# LE GENOU.

On appelle ainsi le centre de réunion entre l'avant-bras et le canon. Le genou a pour base une série de petits os désignés sous le nom de métacarpiens, l'extrémité inférieure du radius et l'extrémité supérieure du canon.

Le genou offre à considérer deux faces : l'une antérieure, à peu près plane ; l'autre postérieure, appelée le pli du genou.

Le genou, pour être beau, doit être large. Il doit être en ligne droite avec l'avant-bras et le canon. Il peut être dévié de cette position dans quatre directions différentes, savoir :

1° *En avant*. — C'est lorsque l'articulation du genou dépasse de beaucoup en avant la ligne droite qu'il doit former avec l'avant-bras et le canon. Cette position, qui tient quelquefois à une conformation naturelle, est aussi très-souvent le résultat de l'usure. Dans le premier cas, on dit le cheval *brassicourt;* dans le second, il est dit *arqué.*

2° *En arrière.* — Cette conformation, qui est l'opposée de la précédente, est très-rare. Elle est toujours due à une conformation naturelle et jamais le résultat de l'usure. Le genou ainsi conformé est dit *genou de mouton, genou effacé,* ou bien encore *genou creux.*

3° *En dehors.* — Cette conformation est très-rare dans le cheval. Lorsqu'elle se fait remarquer, on dit que le genou est *cambré.*

4° *En dedans.* — Défaut naturel de conformation. Le genou est alors appelé *genou de bœuf.* Cette disposition se fait souvent remarquer chez les chevaux de race commune, lorsque surtout ces animaux sont panards, c'est-à-dire lorsqu'ils ont les pieds tournés en dehors.

Il se développe quelquefois sur les genoux des tumeurs osseuses que l'on désigne sous le nom d'exostoses, et qui sont toujours le résultat de coups ou d'usure. Elles nuisent au jeu des tendons et font souffrir et souvent boiter le cheval qui en est atteint. Lorsque ces exostoses sont très-développées et entourent l'articulation du genou, on dit que ce dernier est *cerclé.*

9

Par suite de fatigues, il se développe aussi à la partie supérieure du genou une tumeur molle ou vessigon, maladie grave, qui finit par faire boiter le cheval et qui est très-difficile à guérir.

Lorsqu'un cheval s'abat, le genou porte sur le sol et une excoriation se produit. Si le choc est fort et se répète souvent, le cheval finit par se couronner et le poil ne repousse pas.

Le meilleur cheval, le plus solide sur ses jambes peut tomber et se couronner; aussi n'est-il pas rare qu'on se décide à acheter un cheval couronné. Dans ce cas, il faut au moins s'assurer que le cheval n'a pas l'habitude de tomber. Il suffit pour cela d'inspecter les lèvres et les dents incisives. Chez le cheval qui tombe souvent, les lèvres sont excoriées et quelquefois plusieurs dents incisives sont cassées, parce qu'il est rare qu'au moment de la chute, ces parties ne portent pas sur le sol.

En arrière, sur le pli du genou, il se rencontre, principalement chez les chevaux à peau épaisse, des crevasses auxquelles on donne le nom de *malandres,* et qui sont généralement difficiles à guérir à cause des mouvements nombreux de cette partie de l'articulation. Ces malandres donnent naissance à un écoulement de pus qui répand une mauvaise odeur ; elles occasionnent de la roideur dans l'articulation, et ne disparaissent le plus ordinairement en été que pour reparaître en hiver.

Toutes les régions situées au-dessous du genou étant semblables à celles situées au-dessous du jarret, nous les étudierons, pour les deux membres, après la description des régions supérieures des membres postérieurs.

## MEMBRES POSTÉRIEURS.

## LA CUISSE.

La cuisse a pour base le fémur et les muscles qui entourent cet os.

Sa face externe est généralement peu développée dans les chevaux fins, elle l'est au contraire beaucoup dans les chevaux de gros trait, chez lesquels elle est garnie de muscles épais, de sorte qu'elle ne présente pas de limites tranchées du côté de la fesse, avec laquelle elle forme une seule masse.

Chez les chevaux fins, cette région se dessine parfaitement ; elle est arrondie et séparée des autres parties par des interstices musculaires. Chez d'autres elle est plate : c'est là un défaut ; les muscles sont peu développés. Cette partie présente de la faiblesse.

La face interne ou plat de la cuisse commence au pli de l'aine, est coupée dans toute sa largeur par une grosse veine que l'on voit ramper sous la peau et que l'on désigne sous le nom de saphène. Lorsque l'on veut obtenir une saignée copieuse dans les parties postérieures, on ouvre cette veine en se servant du même instrument que celui qu'on emploie pour la saignée de l'encolure.

## LA FESSE.

La fesse est cette partie qui s'étend de la croupe à la jambe. Vers la partie moyenne on aperçoit, surtout chez les chevaux fins et ceux qui sont très-maigres, une éminence osseuse que l'on désigne sous le nom de pointe de la fesse ; c'est de ce point à l'angle de l'épaule que se mesure la longueur du cheval.

La fesse, pour être belle, doit être bien fournie, même chez les chevaux de race destinés aux allures rapides. Chez ce dernier, elle est séparée de la cuisse par un sillon assez bien marqué.

La fesse peut descendre plus ou moins bas, et son plus ou moins de longueur est un signe de plus ou moins de vitesse dans les allures. Ainsi elle est courte dans le cheval espagnol, animal très-gracieux mais peu rapide. Elle est longue et descend très-bas chez le cheval anglais, animal dont les allures sont beaucoup plus rapides que gracieuses.

En résumé, lorsque la fesse est bien descendue chez un cheval, on doit croire à beaucoup de force dans le train postérieur, cette disposition annonçant une grande longueur dans les muscles de cette partie.

Il arrive souvent que sur les fesses on rencontre des traces de sétons. Il est bon de se mettre un peu en garde contre ces tares, car en général les sétons ne sont appliqués aux fesses que dans certains cas maladifs assez graves, soit une maladie interne, soit une maladie du membre lui-même.

9.

# LE GRASSET.

Cette région a pour base la rotule, recouverte par un repli de la peau qui semble unir le membre postérieur à l'abdomen, et que l'on désigne sous le nom de pli du grasset.

Lorsque l'on achète un cheval, on doit porter une sérieuse attention sur cette région. Il faut s'assurer qu'elle ne porte aucune trace de cicatrices, car les plaies faites à cette partie se guérissent très-difficilement et laissent presque toujours après elles des boiteries qui entraînent souvent l'émaciation du membre et lui font, conséquemment, perdre une partie de sa force.

# LA JAMBE.

La jambe a pour bases osseuses le tibia et le péroné, recouverts par les muscles extenseurs et fléchisseurs du canon et du pied. Ces muscles sont disposés à la face externe du tibia, sa face interne n'étant recouverte que par la peau. Cette partie est le premier rayon du membre postérieur qui se détache complétement du tronc ; aussi lui donne-t-on vulgairement le nom de cuisse.

Dans toutes les races, la jambe doit présenter une saillie bien prononcée, analogue à celle de l'avant-bras et formée par les muscles correspondants. Lorsque la jambe est ainsi conformée, on dit vulgairement que le cheval est bien *gigotté*. Lorsqu'au contraire les muscles dont nous parlons sont peu développés, on dit que le cheval a la jambe *grèle*.

A la face interne de la jambe la peau est fine et les poils très-fins. La veine saphène, qui descend de la cuisse, se prolonge sur toute la longueur de cette face interne.

La longueur de la jambe peut varier et influe beaucoup sur les qualités du cheval. Sa brièveté, unie à un grand développement des muscles, indique beaucoup de force, mais peu d'aptitude aux allures rapides ; aussi doit-on surtout préférer cette conformation pour les chevaux de gros trait.

On doit rechercher la jambe longue pour le cheval de course ; mais en même temps il faut qu'elle soit bien musclée.

Une jambe longue et grêle annonce toujours un cheval dont l'allure, rapide en commençant, ne pourra être soutenue, faute d'une force musculaire suffisante.

L'os de la jambe n'étant recouvert à sa face interne que par la peau, il est plus exposé que tout autre à être fracturé par un choc quelconque. Les coups de pieds sont très-fréquents dans cette partie ; il en résulte souvent une fêlure de l'os, et un peu plus tard, dans un effort que le cheval fera, la fracture complète se produira.

# LE JARRET.

Cette région est une des plus importantes à étudier, à cause des mouvements étendus et répétés dont elle est le siége. Elle a pour base les os tarsiens, l'extrémité inférieure du tibia, l'extrémité supérieure du canon et les cordes tendineuses des muscles extenseurs et fléchisseurs du pied.

L'articulation compliquée qui forme le jarret constitue une charnière parfaite, dont le mouvement de détente est l'agent essentiel de la progression.

On distingue au jarret un pli ou partie anté-
ieure. Une pointe à la partie postérieure et deux
aces latérales, une externe et une interne. La partie
ituée entre la corde tendineuse et l'extrémité infé-
ieure du tibia se nomme le creux du jarret.

Pour procéder méthodiquement à l'étude de cette
rticulation, on doit considérer : sa netteté, son
paisseur, sa largeur et sa direction.

1° *Sa netteté*. — Indépendamment de l'absence
le tares ou maladies, la netteté du jarret consiste
lans la finesse de la peau et la rareté de parties
nolles. Dans un jarret net et bien évidé, les émi-
lences osseuses sont fortement accusées, la corde
bien distincte et le creux bien profond. Lorsqu'au
contraire l'épaisseur de la peau et surtout l'abon-
lance du tissu cellulaire rendent le jarret informe,
on le dit *empâté*. Cette conformation se rencontre
chez les gros chevaux de race commune, et surtout
lorsqu'ils proviennent de pays humides. Le jarret
bien net est ordinairement l'apanage des chevaux
de race noble ou d'origine méridionale.

2° *Son épaisseur*. — Elle se mesure d'un côté à
l'autre de l'articulation; elle doit toujours être

grande, comme pour toutes les articulations des membres, auxquels la largeur des surfaces articulaires donne toujours beaucoup de force.

3° *Sa largeur*. — On la mesure du pli à la pointe. La largeur du jarret est une condition de sa beauté; plus un jarret est large, plus il est fort, plus les moyens de détente sont puissants.

4° *Sa direction*. — L'angle que forme l'articulation du jarret peut être plus ou moins ouvert. S'il est très-ouvert, le jarret est dit *droit;* s'il l'est peu, le jarret est *coudé*. Examinons les avantages que présentent ces deux conformations.

Le jarret coudé est toujours large et sa force est très-grande ; mais la coudure de l'articulation, en rapprochant du centre de gravité le pied postérieur, fait que la détente du membre est employée en grande partie à projeter le corps en l'air. L'effort employé à produire cet effet est donc perdu pour l'impulsion en avant, qui se trouve ainsi fortement diminuée. Aussi les chevaux à jarrets coudés sont-ils peu propres à la course. On les recherche surtout 'pour le manége et la promenade, à cause du brillant et de la douceur de leurs allures. Ce bril-

nt et cette souplesse sont encore augmentés par
longueur du paturon accompagnant ordinaire-
ent le jarret coudé. Le cheval andalous est un de
ux qui présentent au plus haut degré cette con-
rmation. Cependant, il faut le dire, lorsque le
rret est trop fortement coudé, le cheval a le pied
ellement porté en avant qu'il est exposé aux glis-
ades et aux efforts de l'articulation.

Le jarret droit est toujours moins large que le
arret coudé, et possède moins de force d'action.
ais ici la détente a lieu dans une direction oblique,
t se trouve employée presqu'en totalité à pousser
e corps en avant.

Le jarret droit, mais sans excès, indiquera tou-
ours un cheval propre à la course, lorsque surtout
l présentera une certaine largeur. Le cheval de
course anglais nous offre le plus bel exemple de
cette conformation; mais si le jarret droit est en
même temps très-étroit, le cheval ne pourra résister
à la fatigue.

La direction du jarret peut aussi varier relativement à l'axe du corps. La pointe du jarret est quelquefois portée en dedans, en se rapprochant de celle
du jarret opposé ; le cheval est dit alors *clos du
derrière* ou *crochu*. Il est dit au contraire *ouvert*

*du derrière,* lorsque les deux pointes s'écartent l'une de l'autre pour se porter en avant.

On prétend généralement que le cheval crochu est toujours bon. Cette conformation ne donne en réalité aucune qualité au cheval ; mais il est bien préférable, comme solidité, d'avoir un cheval un peu clos du derrière qu'un cheval dont les pointes du jarret sont tournées en dehors.

Le jarret étant le centre principal des mouvements des membres postérieurs, cette articulation éprouve, par suite du service souvent outré que font les chevaux, des altérations graves et nombreuses. Ainsi, elle est souvent le siége de tumeurs molles et de tumeurs osseuses, qui ont reçu des noms différents, suivant qu'elles occupent telle ou telle position. Ce sont ces maladies qui constituent les tares du jarret.

Les tumeurs ou tares du jarret consistent en tumeurs molles et en tumeurs osseuses.

### Tumeurs osseuses du jarret.

*Éparvin.* — L'éparvin est une exostose qui survient à la face interne du jarret, à la partie supé-

eure et interne du canon, c'est-à-dire au bas du
rret, en dedans. Cette tumeur est quelquefois
ès-volumineuse et gêne les mouvements de l'arti-
lation. Elle est toujours le résultat de la fatigue
u jarret, et finit toujours par faire boiter le cheval
u point de n'en retirer qu'un faible service.

Il ne faut pas confondre l'éparvin dont nous par-
ns avec ce que l'on appelle éparvin sec, c'est-à-dire
et éparvin qui imprime au membre une secousse
erveuse pendant l'allure. De ce dernier éparvin,
ui n'est point une tare apparente, nous nous occu-
erons seulement lorsque nous parlerons des allures.

*La jarde* ou *le jardon.*—On désigne sous ce nom
ne exostose située à la face externe du canon, en
dehors et en bas de l'articulation du jarret, à l'op-
osé de l'éparvin. Cette tumeur est susceptible,
près de violents efforts de l'articulation, de prendre
un développement considérable et de venir con-
tourner la partie postérieure du jarret. Comme
l'éparvin, cette tumeur osseuse gêne les mouvements
de l'articulation ; la marche du cheval est ralentie
d'abord, puis la boiterie survient, et le cheval n'a
plus aucune valeur, parce que la cure de ces affections est fort difficile.

*La courbe.* — C'est une tumeur osseuse située précisément au-dessus de l'éparvin. C'est le développement anormal de l'extrémité inférieure du tibia. Pour la courbe, comme pour l'éparvin et la jarde, les considérations sont les mêmes ; c'est une tare grave, qui nuit à la solidité et à la souplesse de l'articulation.

Toutes ces exostoses prennent quelquefois des proportions considérables et entourent complétement l'articulation. Cela arrive assez fréquemment chez les chevaux de course et chez les étalons. Dans ce cas, le mouvement du jarret est très-borné, les cordes tendineuses ne glissent plus aussi facilement. Il y a là une espèce d'ankylose, et l'on dit alors que le jarret est *cerclé*. Un cheval dont le jarret est cerclé est un animal de nulle valeur.

### Tumeurs molles du jarret.

Les tumeurs molles du jarret sont dues à des épanchements de synovie. Elles sont plus fréquentes que les tumeurs osseuses, sont toujours le résultat de l'usure ou de violents efforts, déprécient énor-

nément le cheval et reçoivent le nom de *ves-*
*igons.*

Le vessigon qui se développe dans le creux du
jarret peut devenir considérable, et fait presque
toujours boiter le cheval. Il ne se développe pas
toujours des deux côtés à la fois; souvent il n'est apparent qu'au dehors. Lorsqu'il envahit les deux
côtés du jarret, on dit que le cheval a un vessigon
*chevillé.* On dit qu'il a un vessigon *simple* quand
ce dernier ne se voit qu'en dehors ou en dedans.

La veine saphène, qui passe en avant du jarret,
est quelquefois atteinte de varice, et il y a là une
tumeur molle, espèce de vessigon ; maladie rare,
impossible à guérir, mais ne portant préjudice qu'au
coup d'œil et ne nuisant en rien à la solidité de
l'articulation.

La tumeur que l'on distingue quelquefois à la
pointe du jarret se nomme *capelet* ou bien encore
*passe-campagne.* Cette tumeur, très-désagréable à
la vue, est toujours très-difficile à guérir. Elle est
rarement le résultat de l'usure, presque toujours
elle est due à des coups ou des frottements réitérés.

Chez les chevaux fins, impressionnables, le capelet
est fréquent, parce que ces animaux, dans leurs
brusques mouvements, se frappent souvent la pointe

du jarret. Aussi voit-on beaucoup de chevaux atteints de cette tare lorsqu'ils ont voyagé en chemin de fer, par exemple.

Toutes ces tumeurs, molles et osseuses, doivent être considérées comme des tares fort graves, dont la cure est extrêmement difficile et dont la présence à l'articulation influe d'une manière sérieuse sur la valeur vénale du cheval.

Quelquefois aussi le jarret est le siége de crevasses qui se développent dans le pli, c'est-à-dire à la partie antérieure, et auxquelles on donne le nom de *solandres*, crevasses toujours difficiles à guérir, parce que cet endroit étant un centre de mouvement, la cicatrice est toujours retardée par ce même mouvement. Du reste, ce ne sont guère que les chevaux à peau épaisse, en un mot, les chevaux communs, qui sont atteints de cette affection.

## LE CANON.

Les trois os métacarpiens au membre antérieur et métatarsiens au membre postérieur forment la base du canon.

Sur la face antérieure du canon glisse la corde du muscle extenseur du pied. Sur la postérieure on trouve les cordes tendineuses des muscles fléchisseurs du pied ; corde tendineuse que nous décrirons à part sous le nom de tendon.

Le canon peut présenter plus ou moins de longueur, et est toujours, sous ce rapport, en raison inverse de l'avant-bras. Il doit présenter une épaisseur en rapport avec la corpulence de l'animal. Un cheval étoffé porté sur des canons grêles n'offre aucune garantie de solidité.

On rencontre quelquefois sur le canon des tumeurs dures, dues à des exostoses que l'on désigne sous le nom de *sur-os*. On les dit *simples,* lorsqu'il n'en existe qu'un seul ; *chevillés,* lorsqu'ils sont placés de chaque côté du canon et semblent se correspondre comme le ferait le bout d'une cheville ; *en fusée,* lorsque plusieurs se suivent sur le même côté du canon.

Les sur-os sont toujours d'autant plus dangereux qu'ils sont plus développés et qu'ils se rapprochent davantage, soit du genou, soit du boulet, dont ils gênent les mouvements, soit du tendon, qu'ils irritent en s'opposant à la liberté de son glissement.

Les sur-os sont dus le plus souvent à des coups

10.

sur le canon ; mais cependant, chez quelques chevaux, ils se développent spontanément par suite d'une disposition particulière, sans causes connues ; dans ce cas, ils affectent ordinairement une disposition symétrique sur les deux canons de la même paire de membre.

Lorsque l'on remarque de l'engorgement à la partie antérieure du canon, cela annonce que le tendon extenseur du pied est enflammé, et que, par conséquent, ses mouvements deviennent moins libres.

Le canon du membre postérieur est toujours plus long et plus cylindrique que celui du membre antérieur. Il présente à sa face interne et supérieure la châtaigne, production cornée, analogue, mais toujours plus petite que celle de l'avant-bras.

## LE TENDON.

On désigne sous le nom de *tendon* cette région placée en arrière du canon et formée par cette corde épaisse composée elle-même des parties tendineuses appartenant aux muscles fléchisseurs du pied.

Le tendon est l'agent essentiel des mouvements du pied, et par sa conformation il donne la mesure de la force du membre ; aussi mérite-t-il de fixer toute l'attention de l'acheteur.

Il doit être *sec, ferme,* et bien distinct du canon.

Le tendon sec et ferme est toujours un indice de vigueur. On le rencontre ainsi conformé dans les races fines. C'est chez les chevaux arabes et barbes qu'on lui trouve le plus de dureté.

Le tendon mou indique au contraire peu de force et surtout peu de vivacité dans les mouvements.

Lorsque le tendon est bien détaché du canon dans toute sa longueur, c'est un indice bien certain de force. C'est surtout à sa partie supérieure, au point où il semble se détacher de l'os, que l'écartement du tendon est à désirer. On l'appelle *tendon failli* ou *tendon manqué* lorsque vers ce point il est appliqué contre l'os. Cette conformation indique peu de force et fait paraître le cheval arqué.

Toutes les fois que le tendon est bien détaché et ferme, il laisse entre lui et le canon un espace creux et bien évidé.

Dans les chevaux communs, le tendon n'est jamais bien détaché de l'os du canon, et la gouttière qui le sépare de cet os est nulle.

On rencontre quelquefois sur les côtés du tendon de petites tumeurs molles qui sont le résultat de la fatigue. Il faut, lorsque l'on achète un cheval, avoir soin de presser toute la longueur du tendon avec les doigts, pour s'assurer si l'animal n'accuse pas de douleur dans cette partie.

## LE BOULET.

Cette région est formée par l'articulation du canon avec le premier phalangien ou os du pâturon et deux autres petits os placés à la partie postérieure de l'articulation, que l'on nomme les grands sésamoïdes.

Le boulet, qui tire son nom de sa forme renflée, doit autant que possible présenter une grande largeur et un grand développement. Un boulet petit, mince, annonce toujours peu de force et surtout peu de résistance à une fatigue prolongée.

Les tiraillements exercés sur les tendons par un travail pénible déterminent souvent les raccourcissements de ces cordes ligamenteuses et redressent l'angle formé par le canon et le pâturon ; le boulet se trouve alors porté en avant et le cheval est dit *droit sur ses boulets, bouté, bouleté*. Le cheval ainsi conformé n'a plus de souplesse dans ses allures, le choc du membre sur le sol réagit sans aucun affaiblissement sur tous ses rayons, et l'animal est promptement ruiné. Si cette disposition est plus prononcée encore, si le boulet est encore plus porté en avant, non-seulement la souplesse des allures est perdue, mais encore le membre a perdu toute sa solidité, et la chute est sans cesse imminente. Ce qui surtout rend ce défaut très-grave, c'est que, quoi qu'on fasse, loin de pouvoir se guérir, il ne peut qu'augmenter.

Comme le genou, le boulet peut être couronné, et ce défaut, qui annonce une grande faiblesse des membres, doit appeler un examen attentif de cette partie.

A la face interne du boulet, notamment aux membres postérieurs une plaie ou même une simple usure des poils annonce que le cheval se coupe en marchant, c'est-à-dire que pendant la marche il s'attrape fréquemment sur ce point avec le pied du membre opposé. Ce défaut est d'autant plus grave qu'il augmente lorsque le cheval est fatigué, qu'il peut le faire boiter pendant quelque temps et souvent lui faire faire des faux pas. Cependant, quelquefois ce défaut tient moins à un manque d'aplomb qu'à une mauvaise ferrure ; dans ce cas, il est facile d'y porter remède par une ferrure appropriée. La largeur de la plaie ou bien la cicatrice qui en résulte, et encore la présence sur cet endroit de callosités, sont toujours un indice de la gravité et de l'ancienneté de ce défaut.

Il est cependant des jeunes chevaux qui se coupent par faiblesse ou par maladresse. Chez eux ce défaut n'a rien de grave, il disparaît au fur et à mesure que l'animal prend de l'âge et de la force.

Ainsi que le genou, le boulet est exposé aux exostoses et au développement de tumeurs synoviales.

Les exostoses au boulet se désignent sous le nom d'osselets et constituent un défaut très-grave, parce qu'ils gènent, et les mouvements de l'articulation, et le glissement des cordes tendineuses, qui, ainsi que nous l'avons dit, sont destinées à étendre et à fléchir le pied. On devra donc rejeter avec empressement un cheval qui présentera des exostoses autour de cette articulation.

Les tumeurs synoviales qui se développent sur les parties latérales du boulet portent le nom de *molet-*

*tes*. Elles sont dues à la fatigue, à l'usure de l'articulation, à des efforts violents. Elles ont un volume variable et ne font véritablement boiter le cheval que lorsqu'elles sont très-développées. Lorsque les molettes sont récentes, on parvient encore assez facilement à les guérir ; mais lorsque déjà elles ont un peu d'ancienneté, elles ne cèdent que très-difficilement aux meilleurs moyens curatifs, et sont d'autant plus rebelles que l'animal est plus vieux et plus fatigué. Quelquefois ces molettes s'indurent et déterminent une boiterie que l'on ne parvient jamais à faire cesser.

Quelques chevaux contractent au boulet, à la moindre fatigue, de petites molettes grosses comme une noix qui disparaissent par le repos. Il est bon d'aider à la disparition de ces molettes par des flanelles imbibées d'alcool camphré, et que l'on a soin de serrer un peu autour de l'articulation.


## LE FANON.


En arrière du boulet se trouve un bouquet de gros poils dont l'abondance et la longueur sont toujours en raison inverse de la finesse de l'animal. C'est cette partie que l'on appelle le fanon.

Dans les chevaux de race noble, le fanon est rudimentaire ; on ne voit à la partie postérieure du boulet qu'un tout petit bouquet de poils très-fins et très-soyeux. Chez les chevaux communs, au contraire, les poils de cette partie sont nombreux et grossiers ; aussi les marchands de chevaux ont-ils le plus grand soin de faire la toilette des chevaux qu'ils veulent vendre, afin de faire croire à l'acheteur à une distinction de race qui n'existe pas.

## L'ERGOT.

On appelle ainsi une petite production cornée que recouvre le fanon. Comme la châtaigne, il est très-petit, presque nul chez les chevaux fins, tandis qu'il est très-gros, s'élargit et s'allonge chez les chevaux de race commune. Cette production cornée n'existe pas chez les marchands, qui ont le plus grand soin de la couper au niveau de la peau.

# LE PATURON.

Cette région a pour base le premier phalangien ou os du pâturon, et est intermédiaire au canon et à la couronne.

Le pâturon, pour être beau, doit présenter une certaine force ; mais c'est surtout sa direction et son plus ou moins de longueur qu'il importe de bien considérer dans le choix d'un cheval.

Sa direction doit autant que possible tenir le milieu entre la ligne horizontale et la verticale. Lorsque le pâturon est trop rapproché de la verticale, il n'amortit pas assez la secousse résultant des allures, et les réactions sont dures et occasionnent une ruine précoce du membre. Si, au contraire, le pâturon est trop rapproché de la ligne horizontale, les réactions deviennent plus douces à la vérité, mais le boulet éprouve une flexion beaucoup plus grande, se fatigue considérablement, et devient très-sujet aux entorses ou efforts de boulet.

Cette direction du pâturon est presque toujours en rapport avec sa longueur. Ainsi le pâturon court se rapproche davantage de la verticale , tandis que le pâturon long laisse descendre le boulet beaucoup plus bas, et par conséquent plus près de la ligne horizontale. On appelle cheval *court-jointé* celui qui présente la première de ces conformations, et *long-jointé* celui chez lequel la longueur du pâturon vient augmenter l'inconvénient produit par sa trop grande inclinaison.

Cependant il est des chevaux chez lesquels le pâturon, quoique très-court, se rapproche de la ligne horizontale. On dit dans ce cas que le cheval est *bas-jointé*. Cette conformation enlève au membre une grande partie de sa force.

Le cheval long-jointé convient parfaitement pour le service du manége, où l'on exige plus de brillant que de force réelle. Il convient aussi beaucoup comme cheval de dame pour la promenade ; mais pour un service pénible, et surtout pour le trait, il vaut toujours mieux que le pâturon soit un peu court.

Le pâturon du membre postérieur est toujours plus rapproché de la ligne verticale que celui du membre antérieur.

On rencontre sur le pâturon de certains chevaux des exostoses plus ou moins volumineuses. Elles sont presque toujours produites par la fatigue et peuvent gêner le jeu des tendons, ce qui veut dire qu'il faut rejeter un cheval qui n'a pas le pâturon parfaitement net.

Dans le pli du pâturon, c'est-à-dire en arrière et à la partie postérieure de cette région, on rencontre quelquefois des crevasses assez difficiles à guérir et qui ne sont le plus souvent que les principes d'une affection beaucoup plus grave, qui finit par envahir tout le bas de la jambe, affection que l'on connaît sous le nom *d'eaux aux jambes*, et qu'il est toujours facile de masquer au moment de la vente. Il faut donc porter toute son attention sur cette partie et ne pas s'en rapporter aux dires du marchand, qui cherche toujours à faire croire à l'acheteur qu'une plaie qui existe dans le pâturon est due à une prise de longe plus ou moins récente.

## LA COURONNE.

La couronne n'est, à proprement parler, que la partie inférieure du pâturon ou la partie qui surmonte le bord supérieur du sabot. Cette région a pour base le deuxième phalangien, encore appelé l'os de la couronne.

La couronne ne doit déborder que de très-peu le bord supérieur du pied, sur lequel doivent être rabattus régulièrement les poils qui la recouvrent. Si ces poils sont redressés, rassemblés en mèches sans que cependant on aperçoive d'écoulement d'humeur, c'est un indice que le cheval est atteint d'eaux aux jambes, que l'on a fait sécher pour pouvoir le vendre. On donne à cette disposition des poils le nom de peigne, et l'on doit toujours bien se garder d'acheter un cheval dont la couronne présente cet état.

On rencontre quelquefois, au moment où l'on achète un cheval, une petite tumeur osseuse sur la couronne. Comme alors elle est très-peu volumineuse, on n'y prête qu'une médiocre attention, et plus tard on reconnaît qu'on avait affaire à une affection sérieuse. Il s'agit des *formes*. On appelle ainsi une exostose qui, toute petite d'abord, se développe sur la partie antérieure de la couronne, grossit peu à peu, et finit par devenir très-volumineuse et par envahir toute la couronne, en gênant les mouvements des tendons et déterminant souvent une boiterie tellement intense qu'on ne peut plus tirer aucun service de l'animal qui est en atteint. Ces exostoses ou formes sont incurables ; ce n'est qu'au début qu'il est possible d'en arrêter le développement en y appliquant le feu en pointes ou en raies.

A la partie antérieure de la couronne se rencontre aussi quelquefois un petit ulcère que l'on désigne sous le nom de *crapaudine*. Si, chez un marchand, l'attention de l'acheteur est attirée par cet ulcère, on fera tout ce qu'on pourra pour lui persuader qu'il y a là une atteinte sans gravité. Il faut ne tenir aucun compte des paroles du marchand et poursuivre son examen ; car la crapaudine ne se guérit que très-difficilement, et elle nuit beaucoup à la régularité des mouvements de la région qu'elle affecte.

# LE PIED.

Le pied est une des parties du corps les plus importantes à connaître et à bien étudier. C'est la partie qui termine le membre et qui se présente sous l'aspect d'une boîte cornée, dont la forme est conique, la base du cône étant appuyée sur le sol et le sommet, tronqué, incliné en arrière et couronné par la peau du membre.

11.

Cette boîte cornée, qui paraît faite d'une seule pièce et constituer une enveloppe inflexible, **jouit** cependant d'une grande élasticité, et se trouve composée de trois pièces bien distinctes, que l'on nomme : *la paroi* ou *muraille, la sole* et *la fourchette.*

*La paroi*, encore appelée muraille du sabot, forme le pourtour du pied et constitue toute la portion visible lorsque le pied est appuyé sur le sol. Elle se replie en arrière et en dedans pour concourir à la formation d'une partie de la sole ou dessous du pied.

Les divers points de la paroi ont reçu différents noms qu'il importe de connaître, afin de ne point rester étranger aux termes qui sont employés tous les jours par les gens qui s'occupent de chevaux. Ainsi la partie antérieure de la muraille s'appelle la *pince.* Les deux côtés de la pince se nomment les *mamelles* du sabot. Les parties latérales du pied s'appellent les *quartiers.* Et enfin les deux extrémités postérieures portent le nom de *talons.* C'est là où la corne de la muraille se replie en dessous du pied, pour aller former à cette partie deux éminences que l'on désigne sous le nom *d'arcs-boutants.*

Pour procéder méthodiquement à l'étude de la
muraille du pied, il faut lui reconnaître deux faces,
une externe et l'autre interne, et deux bords, un
supérieur et un inférieur.

La face externe qui forme tout le dehors du sabot
st en contact avec l'air ambiant, et recouverte par
un enduit épidermique gras qui a pour objet de conserver à la corne sa souplesse, et l'empêcher d'être
altérée ou desséchée par les matières étrangères avec
lesquelles elle peut se trouver en contact.

La face interne porte des feuillets charnus qui
engrènent avec d'autres feuillets semblables appartenant aux parties contenues dans le sabot, et
établissent ainsi l'union de la corne et des parties
vivantes.

Le bord supérieur, en rapport avec la couronne,
présente à sa face interne une cavité peu profonde,
dans laquelle se trouve logé le *bourrelet*, portion
vasculaire qui termine la peau du membre, et qui
n'est autre chose que le principal agent sécréteur
de la corne.

Le bord inférieur, bien plus étendu que le précédent, se trouve en rapport avec le sol. Toute sa
partie interne est unie d'une manière intime avec le
bord de la sole.

L'accroissement de la corne de la muraille a lieu du bord supérieur au bord inférieur, en suivant la direction de ses fibres. C'est au bourrelet que la corne se produit, et de ce point elle descend, chassée par celle qui se sécrète après elle, jusqu'à ce que, arrivée à la partie inférieure de l'ongle, elle se trouve usée par le frottement du sol ou retranchée par l'instrument du maréchal. Elle croît beaucoup plus vite en pince qu'en talon, et il était nécessaire qu'il en fût ainsi, puisque, dans l'état de nature, la partie antérieure du sabot est plus exposée aux frottements que la partie postérieure.

*La sole* est située à la partie inférieure du sabot, où elle constitue une plaque cornée qui remplit l'intervalle compris entre le bord inférieur de la paroi et de la fourchette.

On reconnaît à la sole deux faces et deux bords.

La face inférieure ou externe, concave, représente une espèce de voûte plus ou moins éloignée du sol, suivant la conformation du sabot.

La face interne, convexe, est en rapport avec les parties molles contenues dans le sabot.

Le bord externe, ou la grande circonférence, adhère dans toute son étendue avec la face interne du bord inférieur de la paroi.

L'interne, beaucoup moins étendu et en forme de V, adhère à l'arc-boutant.

D'après sa disposition en voûte, la sole éprouve dans la marche un mouvement continuel, qui a lieu de haut en bas pendant l'appui du pied par un aplatissement de la voûte, et de bas en haut dès que le pied est débarrassé du poids qu'il supportait. Par ces mouvements successifs, la sole concourt, pendant l'appui, à faire dilater le cercle formé par la paroi, et permet à cette partie de se resserrer pendant le soutien du membre.

*La fourchette* offre la forme d'un coin de corne placé horizontalement à la face inférieure du pied, dans l'espace triangulaire formé par les arcs-boutants.

La face externe de la fourchette présente postérieurement, dans son milieu, une cavité peu profonde dans les pieds bien conformés, divisant la fourchette en deux branches qui vont se confondre avec les talons. L'extrémité antérieure de la fourchette se termine en pointe, à peu près vers le milieu de la surface inférieure du pied.

La fourchette forme une plaque de corne peu épaisse, plus molle, plus souple que celle de la sole. Elle éprouve dans la marche des mouvements d'abaissement et d'élévation subordonnés aux mouvements de la sole.

*Caractères d'un bon pied.* — Dans un pied bien conformé, le volume du sabot est plutôt grand que petit. La paroi doit être lisse, unie, sans enfoncement ni fissures. La sole doit s'élever de son bord externe à son bord interne, de manière à former un creux assez prononcé. La fourchette doit offrir un volume assez considérable, s'élargir autant que possible à sa partie postérieure, et se trouver à quelque distance du sol, lorsque le pied est posé à terre. La fente qui la sépare en deux vers sa base ne doit pas se prolonger entre les deux talons, comme on le voit assez souvent.

La corne noire ou grise est celle qui présente le plus d'avantages pour la solidité du pied et pour supporter la ferrure. La blanche est généralement peu solide, porte moins longtemps le fer, et s'use très-promptement, surtout si le cheval se trouve dans l'obligation de marcher quelque temps déferré.

Les mauvaises qualités du sabot peuvent dépendre d'une conformation défectueuse ou de maladies plus ou moins graves, dont nous n'avons à nous occuper ici que sous le rapport du préjudice qu'elles apportent à la valeur de l'animal.

*Pied grand.* — Le volume excessif du sabot est un défaut grave pour la vue, et fait paraître le cheval massif et grossier. Le pied grand nuit en effet à la légèreté, soit par son volume, soit par le poids du fer qu'il exige. En général, les chevaux à pieds volumineux sont maladroits, surtout sur les terrains secs et cailouteux. Ils buttent quelquefois, se déferrent facilement, se coupent assez volontiers, et sont sujets à la fourbure.

On doit, surtout pour un service rapide, rejeter le cheval aux grands pieds, quand ces pieds sont formés de corne molle, comme cela arrive ordinairement pour la plupart des chevaux du Nord.

Le pied grand est en général le partage des chevaux des contrées septentrionales. Dans les contrées méridionales, le pied est toujours petit et sec.

*Pied petit.* — Le pied trop petit est comme nous venons de le dire, le partage des chevaux d'origine méridionale. Quoique ce défaut donne au cheval de la grâce et de la légèreté, le pied est généralement sensible et fort sujet à la fourbure. Il est exposé à l'encastelure, aux resserrements des talons, aux bleimes, etc.; sa corne est généralement sèche, cassante, et s'éclate facilement lors de la ferrure.

*Pied plat.* — C'est une des plus mauvaises conformations qu'on puisse rencontrer. La face inférieure du pied est plane, quelquefois même convexe. On dit alors que le pied est plein ou *comble*. Le pied ainsi conformé est très-difficile à ferrer et il se déferre très-facilement.

Le pied plat, qui constitue pour nos chevaux un défaut des plus graves, doit être recherché chez la jument mulassière, c'est-à-dire chez celle que l'on destine à la production du mulet. Ici ce défaut devient une très-grande qualité, puisque par l'accouplement on oppose ce défaut à l'étroitesse du sabot de l'âne, et qu'il en résulte le sabot du mulet, qui, sans être bien large, tient parfaitement le milieu entre celui de la jument et celui de l'âne.

*Pied étroit.* — L'étroitesse du pied est toujours accompagnée de l'allongement en pince. Le pied ainsi conformé comprime les parties intérieures du sabot, en même temps que sa longueur fatigue les tendons.

*Pied à talons serrés.* — Le pied à talons serrés est un défaut grave. Les parties intérieures du sabot sont comprimées, le cheval semble marcher sur des épines. Ce défaut est surtout grave parce qu'il est ordinairement le résultat de souffrances, qu'il ne laisse aucun espoir de guérison et qu'il ne fait que s'aggraver.

*Pied encastelé.* — C'est le défaut précédent porté à l'excès, porté pour ainsi dire à un degré extrême. Cette affection, difficile à guérir, se fait surtout remarquer chez les chevaux de race fine, notamment chez les chevaux anglais. Il est très-rare de la rencontrer chez nos chevaux de race commune. On remédie à ce défaut, jusqu'à un certain point, par la ferrure, en donnant à cette ferrure la possibilité de laisser aux talons toute leur liberté d'action. On y remédie encore par une opération que l'on désigne sous le nom de névrotomie plantaire, et qui consiste à couper la branche nerveuse qui porte la sensibilité dans les talons, de manière à rendre cette dernière région du pied insensible. Cette opération, qui réussit généralement, ne procure du soulagement que pour quelque temps ; il est rare que la boiterie ne reparaisse pas au bout d'un certain temps. Alors le cheval peut être considéré sans valeur, car un cheval qui a les pieds encastelés ne peut rendre aucun service.

*Pied à talons bas.* — Lorsque les talons sont très-bas, tout le poids du corps se trouve porté sur cette partie ; ils sont bientôt foulés et fatigués, et la boiterie survient promptement. C'est donc là aussi un grave défaut, qu'il faut tâcher d'éviter lorsque l'on achète un cheval. Les talons bas sont généralement accompagnés d'une fourchette grasse, qui, elle aussi, s'appuie sur le sol. Ces pieds sont presque toujours faibles et sujets aux bleimes, affection d'une certaine gravité, dont nous parlerons tout à l'heure.

*Pied mou* ou *gras.* — Dans le pied mou, la corne est épaisse, pousse très-rapidement, présente peu de consistance et s'use très-vite. Les chevaux qui ont des pieds ainsi conformés se déferrent très-facilement.

*Pied sec* ou *maigre*. — Ici la corne est d'une nature sèche et cassante ; c'est précisément l'opposé du précédent. Le pied sec est ordinairement petit, et pour le conserver en assez bon état, il faut avoir le soin de faire souvent des onctions grasses sur le sabot.

*Pied panard*. — On désigne ainsi le pied qui, au lieu d'être droit, se trouve tourné en dehors. C'est là un défaut auquel on remédie assez facilement par une ferrure appropriée et raisonnée. Si on ne remédie à ce défaut, il acquiert de la gravité, parce qu'ici l'appui est plus fort sur le quartier interne du sabot, qui est plus faible que l'externe. Ce quartier se fatigue et le cheval finit par boiter.

*Pied cagneux*. — C'est le contraire du précédent. Ici le pied est tourné en dedans, et le défaut est moins grave, parce que l'appui se fait presqu'en totalité sur le quartier externe, qui est le plus fort. On remédie également à ce défaut par une bonne ferrure.

*Pied pinçard*. — C'est un pied dont l'appui se fait principalement en pince. Cette conformation, qui ne se fait remarquer qu'aux pieds de derrière, peut être le résultat de l'usure. Quelquefois pourtant elle tient à une disposition naturelle : ainsi, par exemple, chez le mulet, le pied postérieur ne porte absolument que sur la pince. C'est bien là une conformation naturelle. Le pied ainsi conformé n'use son fer que vers la pince, mais il l'use promptement.

*Pied à fourchette maigre.* — Cette disposition se rencontre dans les pieds secs, étroits, à talons serrés. Elle est souvent occasionnée par l'action prolongée de la ferrure. Il est impossible de guérir ce défaut, qui nuit beaucoup à l'élasticité du sabot.

*Pied à fourchette grasse.* — On appelle ainsi le pied qui présente une fourchette volumineuse, toujours accompagnée de talons bas. Il résulte de cette conformation que la fourchette, posant sur le sol au moment de l'appui, peut éprouver des contusions assez fortes pour déterminer des boiteries difficiles à guérir. Cette fourchette, ordinairement formée d'une corne molle, est très-susceptible de s'échauffer.

Il est quelques affections du sabot qui peuvent

xister sans faire boiter le cheval et permettent par
conséquent de l'exposer en vente. Il est bon de connaître ces affections, afin de pouvoir se mettre en
garde contre la mauvaise foi du marchand.

*Seime.* — On désigne sous le nom de seime une
solution de continuité de la paroi du sabot, ou mieux
encore une fente qui s'étend du bord supérieur
au bord inférieur. Cette maladie se rencontre ou en
avant du sabot, ou sur les côtés. En avant, on désigne la maladie sous le nom de seime en pince ; sur
les côtés, on dit seime quarte. Cette maladie, qui
ne tarde pas à faire boiter le cheval, ne peut se guérir que par une opération chirurgicale ; souvent
même elle reparaît après l'opération.

*Mal d'âne.* — On désigne sous ce nom des ger-
çures de la corne que l'on rencontre à la partie
antérieure du sabot. Elles annoncent une corne
de mauvaise nature, qui résiste mal à l'action des
clous.

*Cercles.* — On désigne sous le nom de pied cerclé celui qui présente à la surface de la paroi, de
distance en distance, des éspèces d'anneaux renflés,

12.

séparés par des sillons et affectant à peu près une direction horizontale. Les cercles se rencontrent sur les pieds qui ont été fourbus ou qui ont subi des opérations chirurgicales. Ils occasionnent souvent de la boiterie, parceque le cercle extérieur se répète au dedans du sabot et comprime les parties contenues dans la boîte cornée.

*Bleime.* — On donne ce nom à une contusion de la partie de la sole située au talon. La bleime se fait principalement remarquer aux pieds de devant, et plus au talon interne qu'à l'externe. C'est un défaut toujours grave ; surtout quand la bleime ne dépend pas d'une mauvaise ferrure. Le cheval atteint de bleimes est sujet à boiter notammment lorsque la ferrure vieillit. Il faut autant que possible éviter d'acheter un cheval que l'on soupçonne atteint de ce défaut.

*Ognons.* — C'est toujours une espèce de renflement de la sole, dû à une exostose du troisième phalangien. C'est là un grave défaut, car la boiterie a lieu dès que cette partie est touchée par le sol ou par le fer. On remédie à ce défaut au moyen d'une ferrure particulière, qui laisse libre la partie malade et la garantit du contact des corps étrangers.

*Fourchette échauffée.* — Défaut très-désagréable, qui consiste dans un léger suintement de la fourchette. Le plus ordinairement, ce suintement ne tarit jamais. Il est même souvent dangereux de chercher à le faire disparaître, car alors on voit apparaître des maladies d'une plus grande gravité.

*Crapaud.* — On désigne sous le nom de crapaud une désorganisation complète de la corne de la fourchette. Le crapaud répand une odeur tellement infecte, qu'il suffit souvent d'entrer dans une écurie où il y a un cheval atteint de cette maladie pour reconnaître sa présence. Bien que, comme on le voit, cette affection n'est pas difficile à reconnaître, les marchands la masquent en faisant marcher le cheval dans la boue et en le tenant constamment en mouvement, pour qu'il ne vienne pas à l'idée de l'acheteur de soulever les pieds.

On ne saurait donc trop le dire, le pied mérite de la part de l'acheteur la plus sérieuse attention. Il faut qu'il se pénètre bien de cette vérité, que nos voisins les Anglais ont si bien rendue, en disant : *Pas de pied, pas de cheval.*

# DEUXIÈME PARTIE.

# DEUXIÈME PARTIE.

## AGE DU CHEVAL.

L'âge du cheval influant beaucoup sur sa valeur
énale, on s'est attaché, depuis les temps les plus
culés, à découvrir des moyens certains de le re-
nnaître. Ce sont les dents qui, jusqu'à ce jour,
us ont fourni les moyens les plus sûrs à cet
ard.

Il est impossible de bien comprendre les bases

sur lesquelles est établie la connaissance de l'âge
par les dents, si l'on ne connaît parfaitement la
forme et la structure de ces organes, ainsi que les
changements qu'ils éprouvent, depuis leur formation
jusqu'à l'âge le plus avancé de l'animal.

### Anatomie des dents.

Les dents sont des corps solides, très-durs, analogues aux os par l'aspect et la composition, mais
en différant complétement sous le rapport de leur
formation et de leur accroissement surtout, qui les
rapprochent des poils.

Au nombre de trente-six à quarante-quatre chez
le cheval, elles sont fixées dans des cavités dési-
gnées sous le nom d'alvéoles, cavités qui leur sont
fournies par les os des mâchoires.

On divise les dents en *incisives*, *molaires* et
*canines* ou *crochets*. Elles sont chassées des alvéoles à mesure qu'elles s'usent au dehors ; il en
résulte qu'elles conservent toujours à peu près la
même longueur. Ainsi, la racine diminue toujours
et les parties qui naguère étaient renfermées dans

alvéole viennent au dehors former la partie libre
de la dent, au fur et à mesure que celle-ci s'use par
le frottement.

La dent est formée de deux substances bien dis-
inctes : *l'émail,* qui en forme toute la partie extérieure, et *l'ivoire,* qui est entièrement renfermé
dans la première substance. Une troisième substance se rencontre encore, mais elle n'est qu'ac-
cessoire ou plutôt accidentelle, c'est le tartre de la
dent. Cette substance est très-abondante sur les
molaires, et présente quelquefois un reflet doré très-
remarquable chez les ruminants, tandis que chez le
cheval elle est d'un jaune sale.

### Incisives.

Ces dents, qui occupent la partie la plus antérieure de la mâchoire, ont été ainsi nommées à
cause de leur usage, qui est de prendre, de saisir le
bol alimentaire. Elles forment à l'extrémité de la
mâchoire un demi-cercle assez régulier. On leur
donne différents noms, tirés de la position même
qu'elles occupent : ainsi on nomme *pinces* les deux

incisives qui sont en avant de l'arcade dentaire, *mitoyennes* celles qui sont placées entre elles et les deux dernières, que l'on désigne sous le nom de *coins*.

On reconnaît aux dents incisives deux parties : l'une libre, l'autre enchâssée dans l'alvéole et formant racine.

A la partie libre, la seule visible, on distingue une face antérieure et une postérieure ; deux bords, l'un externe, l'autre interne ; puis enfin une surface de frottement encore appelée table dentaire.

Les deux substances qui forment la dent sont disposées ainsi : l'émail, qui entoure toute la dent, se replie à l'extrémité libre pour former le cul-de-sac dentaire, que l'on appelle la cavité ou le cornet de la dent, et qui disparaît au fur et à mesure du frottement des dents. L'ivoire entoure cette cavité et est dans le jeune âge, pour ainsi dire, placé entre deux couches d'émail ; tandis que lorsque le cornet dentaire est usé, l'ivoire est au milieu, et l'émail autour.

Les incisives qui se montrent après la naissance durent peu de temps ; elles sont remplacées par les dents adultes. Ces chutes et ces remplacements de dents deviennent pour nous des indices auxquels nous reconnaissons l'âge jusqu'à cinq ans.

### Crochets ou canines.

Chez les solipèdes, les crochets ou dents canines ne se rencontrent que dans le mâle ; c'est par exception qu'on les rencontre quelquefois chez la jument, et le plus ordinairement chez elle ils sont très-petits. Ces dents sont au nombre de quatre et placées un peu en arrière de l'arcade incisive. Elles laissent entre elles et la première dent molaire un espace qu'on nomme les barres.

Les crochets s'usent généralement très-mal, très-irrégulièrement ; c'est ordinairement le frottement répété du mors qui parvient à user le crochet.

Ces dents ne poussent qu'une fois et ne sont pas remplacées comme les incisives ; c'est le plus ordinairement vers l'âge de quatre ans et demi qu'on les voit apparaître. Néanmoins, l'époque de leur apparition est tellement variable qu'il ne faut pas s'y arrêter pour la connaissance de l'âge du cheval.

### Molaires.

Les dents molaires sont au nombre de vingt-quatre. C'est-à-dire six à chaque côté de chaque mâchoire. Quelquefois en outre il existe des molaires supplémentaires, que l'on rencontre en avant des vraies molaires et qui peuvent être au nombre de quatre. Ce sont de petites dents ayant peu d'analogie avec les autres, et qui tombent le plus souvent avec la première molaire caduque pour ne plus être remplacées.

Les dents molaires sont très-grosses, très-larges, et sont fortement implantées dans les alvéoles des maxillaires. Ces dents servent à broyer le bol alimentaire, et par la nature des substances alimentaires dont se nourrit le cheval, on peut se faire une idée de la force que doivent avoir chez lui les organes dentaires.

Les molaires ne se remplacent pas comme les incisives, bien que toutes les molaires que possède le poulain doivent faire place à d'autres dents que le cheval conserve toujours. La molaire adulte pousse immédiatement sous la caduque et divise en quatre ses deux racines jusqu'à ce que le corps de la caduque, réduit à une simple plaque, tombe et laisse paraître le sommet de la remplaçante.

Ce mode de remplacement explique pourquoi, jamais, ou du moins c'est fort rare, on ne rencontre dans la mangeoire des jeunes chevaux des dents molaires, tandis qu'on y rencontre des dents incisives. La molaire s'échappe sous forme de plaque mince et se trouve souvent mêlée aux aliments, et ainsi introduite dans le tube digestif.

**Signes fournis par les dents pour la connaissance de l'âge du cheval.**

Les bases principales sur lesquelles on s'appuie pour l'appréciation de l'âge du cheval sont les suivantes :

1° L'éruption et le rasement des incisives caduques.

2° L'éruption et le rasement des incisives de remplacement.

13.

3° L'apparition au dehors de l'ivoire qui **remplit** la cavité interne de la dent.

4° Les différentes formes que prend successivement la table des incisives.

Ces bases étant posées, examinons les changements successifs qui surviennent dans la mâchoire, depuis la naissance jusqu'à l'âge le plus avancé.

Presque toujours le poulain naît sans incisives, mais ces organes ne tardent pas à se montrer.

Du sixième au douzième jour, les pinces sortent.

Du trentième au quarantième jour, les mitoyennes se montrent, et le poulain reste assez longtemps avec ces seules dents.

Les coins ne viennent ordinairement que du sixième au dixième mois.

Les pinces sont rasées à dix mois, ainsi que les mitoyennes, c'est-à-dire que les bords antérieur et postérieur de la cavité dentaire ont frotté.

Les coins ne rasent que vers l'âge de dix-huit mois.

Il se passe alors environ une année pendant laquelle on ne peut plus se baser que sur le plus ou moins d'usure des incisives, sur le déchaussement progressif des pinces et sur l'époque présumée de la naissance.

Bientôt une nouvelle période commence, marquée

r la chute et le remplacement des incisives de
it.

Les pinces tombent à deux ans et demi, et leurs
mplaçantes sont sorties à trois ans.

Les mitoyennes tombent à trois ans et demi, et
urs remplaçantes sont sorties à quatre ans.

Les coins tombent à quatre ans et demi et sont
mplacés à cinq ans par la dent dite dent de cinq
s.

Les crochets apparaissent ordinairement (chez le
eval seulement) vers trois ans et demi, sont tout
fait sortis à quatre ans, et continuent à croître jus-
u'à six ans. (*Voyez* planche n° 1 les figures 1, 2,
, 4, 5, 6 et 7.)

Depuis cinq ans jusqu'aux dernières limites de la
ie, l'âge ne se reconnaît plus qu'à l'usure de la table
entaire, et à la disparition de la cavité dentaire.

Le tableau ci-joint indique d'une manière précise
us les changements qui surviennent depuis cinq
ns jusqu'à vingt ans, époque à laquelle il est vrai-
ent peu important et aussi fort difficile de savoir
âge d'un cheval.

| AGE. | PINCES. | MITOYENNES. | COINS. | OBSERVATIONS. |
|---|---|---|---|---|
| 5 ans. | Un peu rasées. | Au niveau des pinces. | Ils viennent de sortir. | |
| 6 — | Rasées. — Cul-de-sac dentaire concave. | Elles commencent à raser. | Au niveau des mitoyennes le bord postérieur n'a pas encore rasé. | |
| 7 — | Émail central rétréci. | Rasées. | Le bord postérieur commence à raser. | Échancrures aux coins de la mâchoire supérieure |
| 8 — | Forme très-ovale. | Forme très-ovale. | Rasés. | Le cu-de-sac ne forme plus qu'une petite cavité peu profonde. |
| 9 — | Elles commencent à s'arrondir. | Encore ovales. | Devenus ovales. | |
| 10 — | Arrondies. | Elles commencent à s'arrondir. | Encore ovales. | |
| 11 — | Rondes. — Plus d'émail central. | Rondes. — Plus d'émail central. | Ils commencent à s'arrondir. — Plus d'émail centr. | |
| 12 — | Rondes. | Rondes. | Ronds. | |
| 13 — | Rondes. | Rondes. | Ronds. | |
| 14 — | Elles deviennent un peu triangulaires. | Rondes. | Ronds. | |
| 15 — | Tout à fait triangulaires. | Elles deviennent un pen triangulaires. | Ronds. | |
| 16 — | Triangulaires. | Triangulaires. | Ils deviennent un peu triangulaires. | |
| 17 — | Triangulaires. | Triangulaires. | Triangulaires. | |
| 18 — | Triangulaires. | Triangulaires. | Triangulaires. | |
| 19 — | Aplaties d'un côté à l'autre. | Triangulaires. | Triangulaires. | |
| 20 — | Aplaties. | Aplaties. | Ils commencent à s'aplatir | |

Au-dessus de vingt ans, nous l'avons dit, il est très-difficile, pour ne pas dire impossible, de fixer l'âge du cheval. Du reste, cela a peu d'importance, car à cette époque la vie du cheval est tellement avancée qu'il n'a plus aucune valeur vénale.

## CHEVAUX MAL DENTÉS.

### De l'usure trop lente ou trop rapide des dents.

Règle générale, la dent incisive doit avoir une longueur de 16 millimètres. Cette longueur doit être toujours la même pendant toute la vie de l'animal, malgré l'usure, qui est chaque année de 3 millimètres pour les chevaux fins et de 4 pour les chevaux communs. On trouve encore là un moyen de se renseigner exactement sur l'âge du cheval, dans certaines circonstances données.

Exemple : Un cheval marque douze ans à sa table dentaire ; mais ses dents n'ont que 13 millimètres de longueur au lieu de 16 qu'elles doivent avoir. Ce cheval use trop vite, il n'a que onze ans. Si, au contraire, un cheval marque douze ans et que ses dents aient 22 millimètres, il faut lui donner quatorze ans, qu'il a réellement, puisque l'usure est en retard de 6 millimètres.

### Chevaux bégus.

On donne le nom de cheval bégu à celui chez lequel, à l'époque où la mâchoire devrait avoir rasé, la cavité dentaire persiste dans les dents incisives et indique ainsi un âge inférieur.

C'est le plus ordinairement dans les coins que cette cavité persiste. il faut examiner avec beaucoup de soin les incisives et les mitoyennes, et ne consulter alors que la forme des dents. On s'aperçoit bien vite que si les coins ont conservé leur cavité dentaire, les pinces et très-souvent les mitoyennes ont perdu la forme ovale pour revêtir la forme arrondie ou triangulaire. En agissant de cette manière avec les chevaux bégus, on arrive encore assez facilement à la connaissance parfaite de l'âge du cheval.

# MOYENS EMPLOYÉS

## POUR TROMPER L'ACHETEUR.

La valeur d'un cheval étant d'autant plus grande qu'il se rapproche davantage de l'âge de cinq ans, on comprend que le marchand peu consciencieux a intérêt à vieillir ou à rajeunir le cheval qu'il veut vendre. Or, ici il est important pour l'acheteur de savoir distinguer si des manœuvres frauduleuses ont été employées ; car s'il achète un cheval n'ayant que quatre ans pour un cheval âgé de cinq ans, et qu'il lui demande le service qu'on est en droit d'exiger à ce dernier âge, il s'exposera à ruiner prématurément son cheval, et même à le perdre, car à cet âge de quatre ans le cheval demande encore de grands ménagements.

### 1º Pour vieillir le cheval.

Le moyen que l'on emploie est l'arrachement des mitoyennes aussitôt que le cheval a trois ans, afin de faire croire qu'elles viennent de tomber et par conséquent que le cheval va avoir quatre ans. Aussitôt que les mitoyennes sont mises, on arrache les coins, et le cheval est vendu comme prenant cinq ans, et en réalité il n'en a pas quatre.

Il est assez facile de reconnaître cette fraude. Si l'arrachement est récent, les gencives sont contuses, gonflées, douloureuses, et la queue de la racine est souvent restée engagée dans l'alvéole, ayant été brisée par l'arrachement. S'il s'est déjà passé quelques jours et que ces premiers indices aient disparu, il reste encore d'autres moyens de découvrir la ruse. Lorsque la dent de lait tombe naturellement, la caduque apparaît de suite ; il n'en est rien si l'arrachement a eu lieu. Si l'on soupçonne l'arrachement des mitoyennes, il suffit, pour s'en assurer, d'examiner les pinces, qui doivent avoir usé et formé la table lorsque la mitoyenne sort. Si les bords des pinces sont au contraire frais et vierges de tout frottement, on peut affirmer qu'il y a eu arrachement des mitoyennes. Enfin, quand on arrache aussi les coins caduques, cela déforme la mâchoire ; elle est irrégulière et étagée : dans ce cas aussi on peut être assuré qu'il y a eu fraude.

Enfin, la dernière molaire peut aussi donner

d'une manière positive la preuve de la fraude de la part du vendeur. Si le cheval a cinq ans, elle est au niveau des autres et a formé la table, tandis que si le cheval a moins d'âge, elle porte à sa surface de frottement des lobes arrondis que l'on reconnaît être parfaitement vierges de tout frottement.

### 2° Pour rajeunir le cheval.

Lorsque le cheval a rasé, il a perdu une grande partie de sa valeur ; et c'est à cette époque que le marchand est intéressé à le rajeunir, afin d'en tirer le plus d'argent possible.

La longueur des dents est généralement considérée comme un signe de vieillesse. On les raccourcit en les sciant, mais ici il est facile de comprendre que le vendeur emploie un mauvais moyen, puisque, d'après ce que nous avons vu, la dent sciée va paraître ronde ou triangulaire ; et puis les dents raccourcies ne se toucheront plus avec celles de la mâchoire supérieure, il suffira de soulever les lèvres pour s'en apercevoir.

Sur ces dents raccourcies, on rétablit la cavité

dentaire en burinant et brûlant, au moyen du **fer rouge**, le dessus de la table dentaire. Ici, la fraude est encore facile à reconnaître : la cavité dentaire naturelle est entourée d'un petit cercle d'émail qui n'existe pas autour de cette cavité artificielle. Et puis il suffit de considérer attentivement la forme de la dent, pour s'assurer qu'elle ne s'accorde pas avec l'existence de la cavité.

Un cheval qui a subi cette opération est dit contremarqué.

Lorsque l'on met en vente un tel cheval, on a toujours le soin d'introduire dans la bouche des substances propres à exciter la bave ou l'écume ; du sucre, par exemple, afin de rendre l'examen difficile. On doit toujours se mettre en garde contre cette bave, comme aussi contre l'indocilité de ces chevaux baveurs qui ne veulent jamais se laisser ouvrir la bouche dès qu'on leur touche les mâchoires, habitués qu'ils sont à recevoir des coups sur cette partie, pour les préparer à mieux tromper l'acheteur crédule et de bonne foi.

On ne saurait trop le répéter, l'âge du cheval doit fixer toute l'attention des personnes appelées à acheter des chevaux. Il est pardonnable de méconnaître quelques défauts d'aplomb ou de conformation, mais il faut absolument que sur l'âge on ne soit jamais trompé.

# ROBES ET SIGNALEMENTS.

## ROBES.

On désigne sous le nom de robe l'ensemble des poils et des crins qui recouvrent l'animal. On comprend aussi dans cette définition les marques particulières différentes de la nuance générale du corps, et dont l'indication est souvent plus précieuse pour l'établissement du signalement que celle de la couleur générale de l'animal. Nous étudierons donc d'abord les robes considérées sur l'ensemble du corps, et ensuite les particularités qu'elles présentent.

### Robes proprement dites.

Les poils qui forment les robes présentent peu de couleurs différentes ; c'est surtout le mélange des diverses nuances de ces couleurs qui forme la multiplicité des robes si variées de nos animaux domestiques.

Le noir, le blanc et le rouge sont les couleurs principales dont les modifications donnent :

1° Pour le noir, le gris plus ou moins foncé.

2° Pour le blanc, le blanc jaunâtre, ou sale.

3° Pour le rouge, les différentes nuances qui remontent vers le brun et descendent jusqu'au jaune.

### Robe noire.

Cette robe, qui n'a pas besoin d'être definie, puisque tout le monde connaît cette nuance, comprend plusieurs espèces.

1° *Le noir franc,* offrant une couleur noire pure et sans reflet.

2° *Le noir jais* ou *jayet*, présentant un reflet

luisant, analogue à celui du minéral qui porte ce nom.

3° *Le noir mal teint.* — Cette robe présente une couleur noire peu régulière et tirant sur le brun dans plusieurs endroits.

### Robe blanche.

La robe blanche ne présente que deux espèces, savoir :

1° *Le blanc mat* ou blanc proprement dit.

2° *Le blanc sale,* tirant un peu sur le jaunâtre.

On peut encore y ajouter le *blanc porcelaine,* dont le reflet bleuàtre est dû à ce que la teinte noire de la peau se fait apercevoir à travers les poils. Cette robe ne se voit que sur des chevaux à peau très-fine.

Dans ces derniers temps, on a beaucoup discuté sur la couleur blanche. On a prétendu qu'il était ex-

14.

trêmement rare qu'un cheval fût parfaitement blanc à l'époque de sa naissance ; qu'il ne le devenait qu'en vieillissant. On s'est demandé alors si la présence sur la robe de quelques poils noirs ne devait pas faire signaler le cheval gris plutôt que blanc. Nous sommes d'avis que dans l'appréciation des robes, il est superflu de rechercher une exactitude mathématique, et qu'on doit signaler *blanc* tout cheval chez lequel les poils d'autre couleur ne sont pas en assez grand nombre pour changer l'aspect général de la robe, sauf à indiquer les poils colorés, s'il s'en trouve sur quelques points de la surface du corps.

### Robe souris.

Chacun des poils qui compose cette robe a une teinte grise analogue à celle du pelage de la souris. La robe souris se rencontre sous deux aspects :

1° *Le souris clair*.

2° *Le souris foncé*.

### Robe isabelle.

Elle est formée de poils jaunes seulement. Quelquefois pourtant elle est positivement formée de poils jaunes et blancs ; mais dans tous les cas, l'ensemble de la robe réfléchit une teinte jaunâtre qui présente deux degrés :

1° *L'isabelle clair.*

2° *L'isabelle foncé.*

Quelques personnes veulent qu'on ne désigne sous le nom d'*isabelle* que les chevaux qui ont les crins noirs et qui portent sur le dos une raie noire que l'on désigne sous le nom de *raie de mulet*. A notre avis, c'est là commettre une erreur qui n'est propre qu'à embrouiller dans l'étude des robes, et qu'il faut soigneusement éviter.

A la robe isabelle se rapporte la robe désignée sous le nom de soupe de lait, qui n'est véritablement qu'un intermédiaire entre l'isabelle clair et le blanc sale ; puis aussi la robe café au lait, qui n'est qu'un isabelle tirant un peu sur le rougeâtre et qui présente lui-même deux degrés : le café au lait clair et le café au lait foncé.

## Robe baie.

On désigne sous le nom de bai le cheval dont les poils sont rouges en même temps que les crins et les extrémités sont noirs. Cette robe offre différentes nuances que nous allons étudier :

1° *Le bai fauve*. — Il offre une teinte rouge jaunâtre, plus foncée que l'isabelle et se rapprochant de celle des bêtes fauves, comme le cerf, le chevreuil, la gazelle, etc.

2° *Le bai clair*. — La couleur dans cette espèce est véritablement rouge, mais d'une teinte très-claire.

3° *Le bai cerise*. — C'est le bai dans lequel le poil est le plus rouge. Si cette dénomination n'était concréé par le temps, il serait mieux, ce nous semble, de désigner cette robe par le nom de bai acajou. A une époque qui n'est pas très-éloignée, on a voulu remplacer la dénomination de bai cerise par bai sanguin. Cette expression ne présente aucun avantage, car la robe que l'on désigne sous le nom de bai cerise ne ressemble pas plus à la cerise qu'au sang.

4° *Le bai foncé.* — Dans celui-ci, le rouge comence à passer au brun, mais d'une manière encore peu marquée.

5° *Le bai châtain.* — Le fond de cette robe est d'un brun qui ressemble parfaitement à la couleur de l'écorce de la châtaigne.

6° *Le bai marron.* — Mélange de bai brun et de bai cerise. C'est une belle couleur vive, dont le marron d'Inde sortant de son écorce donne une parfaite idée.

7° *Le bai brun.* — C'est un brun très-foncé et présentant souvent aux fesses, aux flancs et au nez, une teinte claire fauve ou un reflet d'un rouge vif.

Souvent on signale bai brun des chevaux qui sont noirs et qui présentent quelques marques d'un rouge pâle ou vif.

### Robe alezane.

On pourrait dire que l'alezan est une variété du bai, mais bien moins foncé, avec un reflet aussi presque toujours moins vif. Dans cette robe on rencontre fréquemment les extrémités blanches. Les crins eux-mêmes ont quelquefois cette couleur; dans ce dernier cas, on dit le cheval : *alezan poil de vache*.

On distingue dans la robe alezane plusieurs espèces ou variétés, savoir :

1° L'alezan fauve.

2° L'alezan clair.

3° L'alezan cerise.

4° L'alezan foncé.

5° L'alezan châtain.

6° L'alezan brûlé, qui est souvent très-foncé. Dans
ce cas, le poil affecte une nuance qui se rapproche
beaucoup du café torréfié.


### Robe grise.


Cette robe est formée d'un mélange de poils noirs
et de poils blancs dans des proportions très-variées; aussi compte-t-on beaucoup d'espèces dans ce
genre.

1° *Le gris très-clair.* — Qui se rapproche beaucoup du blanc.

2° *Le gris clair.* — Dans celui-ci les poils noirs
deviennent plus abondants, mais les blancs l'empor-
tent encore.

3° *Le gris ordinaire.* — Ici le mélange des poils
noirs et des poils blancs est à peu près égal.

4° *Le gris foncé.* — Dans celui-ci les poils noirs sont plus nombreux que les blancs ; le reflet devient plus obscur, en conservant cependant la teinte grise.

5° *Le gris ardoisé.* — C'est encore un gris foncé dont le reflet est bleuâtre et analogue à la couleur de l'ardoise. Il peut être lui-même plus ou moins foncé. De là les expressions de *gris ardoisé clair, gris ardoisé foncé.*

6° *Le gris de fer.* — Celui-ci est très-foncé ; il ne présente aucun reflet bleuâtre et se rapproche beaucoup de la robe noire.

7° *Le gris étourneau.* — Cette robe très-rare est un gris foncé parsemé de taches plus claires, un peu rougeâtres et de petite dimension.

8° *Le gris sale.* C'est un gris tirant un peu sur le roux et irrégulièrement nuancé.

La robe grise varie beaucoup avec l'âge. Les poils noirs diminuent à mesure qu'un animal avance en âge, et il arrive presque toujours qu'un cheval gris

clair devient tout blanc et qu'un cheval gris foncé
devient gris clair.


### Robe aubère.


La robe aubère ou aubert est composée de poils
blancs et de poils rouges dans des proportions
variées, avec les crins également mélangés de rouge
et de blanc. La teinte rosée de cette robe l'a fait
nommer aussi *fleur de pêcher*. On distingue plusieurs espèces d'aubère :

1° *L'aubère ordinaire,* dans lequel le mélange
des deux poils est à peu près égal.

2° *L'aubère clair*, présentant plus de poils
blancs que de rouges.

3° *L'aubère foncé,* qui se trouve dans les conditions opposées du précédent.

Quand, dans la robe aubère, les poils blancs et
rouges sont disséminés à la surface du corps en

petites mèches, on désigne la robe sous le nom de *mille fleurs.*

## Robe rouane.

On désigne sous le nom de *rouan* la robe formée d'un mélange de poils blancs, de poils noirs et de poils rouges. Mais pour qu'un cheval soit réputé rouan, il suffit que la surface du corps présente un mélange de blanc et de rouge, pourvu que la queue, les extrémités et les crins soient noirs ou mélangés des trois couleurs de la robe. Cette robe offre aussi plusieurs espèces à considérer :

1° *Le rouan ordinaire,* dans lequel le mélange est dans des proportions presque égales.

2° *Le rouan clair,* dont l'aspect est blanchâtre; par suite de la prédominance des poils blancs.

3° *Le rouan vineux,* dans lequel le rouge domine.

4° *Le rouan foncé,* dans lequel les poils noirs, quoique toujours moins nombreux que les autres, donnent cependant leur reflet à la robe.

## Robe louvet.

Le louvet présente un mélange de jaune et de noir, et même quelquefois de blanc. Dans cette robe, chaque poil qui la compose présente les deux couleurs, le noir étant à l'extrémité. On reconnaît deux espèces : *le louvet clair* et *le louvet foncé.*

## Robe pie.

Si l'on s'en tenait à la signification exacte du mot, la robe pie ne serait autre chose qu'un mélange par larges plaques de noir et de blanc, imitant le plumage de la pie ; mais on a étendu cette dénomination à toutes les robes qui présentent un mélange par plaques du blanc et de toutes les nuances des différentes espèces de robes. Ainsi donc, indépen-

damment du véritable *pie noir,* nous trouvons encore *le pie bai, le pie alezan, le pie gris, le pie
rouan,* etc.

# PARTICULARITÉS

## OU CARACTÈRES SECONDAIRES DES ROBES.

*Zain.* — On désigne sous le nom de zain tout
cheval qui ne présente pas un seul poil blanc ; à
moins pourtant que ceux-ci ne soient survenus à la
suite de blessures produites sur le dos par le harnachement, sur le garrot par la selle, sur la croupe
par le reculement, sur les genoux par suite de
chutes plus ou moins violentes, etc.

*Rubican.* — Un cheval est signalé rubican,
lorsque sur une partie quelconque du corps il y a
des poils blancs disséminés çà et là.

*Argenté.* — On ajoute cette épithète à la robe
blanche ou aux nuances claires du gris, lorsqu'elles

présentent un reflet brillant. Ainsi, par exemple, on dit blanc argenté, gris clair argenté, etc.

*Doré.* — Lorsque la robe isabelle, alezane ou bai a un reflet doré.

*Lavé.* — On appelle ainsi les robes qui présentent une teinte pâle, blafarde, comme si le poil avait déteint par le lavage. Le lavé peut être général ; pourtant, le plus ordinairement il ne se rencontre qu'aux flancs et aux fesses. On dit la robe *ventre de biche,* lorsque le lavé n'occupe que les parois inférieures de l'abdomen.

*Vineux.* — La robe grise est dite vineuse, lorsque quelques poils rouges existent à la surface du corps. En signalant le cheval, on a soin d'indiquer l'endroit qui est vineux, ainsi on dit gris : clair ou foncé vineux aux fesses, aux épaules, etc.

*Pommelé.* — Cette dénomination s'ajoute aux diverses nuances de la robe grise, lorsque des taches arrondies plus foncées que le reste de la robe s'y font remarquer en grand nombre et plus ou moins rapprochées les unes des autres. On indique dans le si-

gnalement l'endroit où se rencontrent ces pommelu-
res. Ainsi on dit, par exemple : gris clair, légèrement
ou fortement pommelé aux fesses, sur la croupe, sur
les côtes, etc.

*Miroité*. — Lorsque sur une robe foncée on remarque des plaques arrondies plus brillantes ou plus
claires que le fond de la robe, on dit qu'elle est mi-
roitée.

*Moucheté*. — Le blanc et le gris prennent ce nom
lorsque la robe est parsemée de taches noires de petites dimensions. Elles se rencontrent quelquefois
sur toute la surface du corps, d'autres fois sur quelques points seulement. On doit indiquer ces particularités dans la confection du signalement.

*Truité*. — On dit qu'un cheval est truité lorsque
les taches dont nous venons de parler sont rouges au
lieu d'être noires, et cela par analogie avec celles
qui existent sur le corps du poisson qui porte le nom
de truite.

*Tigré*. — On dit la robe tigrée lorsque la disposition des taches lui donne l'aspect de la peau du léo-

rd. C'est une expression vicieuse, quoique consa-
ée par l'usage, le véritable tigré devant être formé
bandes et non de taches.

*Neigé*. — On appelle ainsi les robes foncées qui
ésentent des taches blanches analogues à des flo-
ns de neige. Ces robes sont assez communes chez
 chevaux méridionaux.

*Tisonné* ou *charbonné*. — La robe grise présente
elquefois aux extrémités des marques foncées,
ges, irrégulières, qui semblent avoir été faites
ec un morceau de charbon. On a toujours le soin,
and on établit le signalement, de dire, par exem-
, tisonné aux membres antérieurs ou postérieurs.

*Zébré*. — Espèces de cercles foncés qui entourent
 extrémités des robes isabelles.

*Épis*. — On appelle ainsi des changements de
rection des poils sur certains points. Ils indiquent
dinairement la vigueur ; ce sont de très-bons
gnes. On les rencontre aux flancs, aux ars, au
nt, à l'encolure.

*Taches de ladre*. — On donne ce nom aux parties

de la tête dénudées de poils ou bien recouvertes d'un poil très-fin et très-clair. Si la tache de ladre envahit tout une lèvre, on dit que le cheval boit dans son blanc de la lèvre supérieure ou de la lèvre inférieure. Si les deux lèvres sont envahies, on dit que le cheval boit complétement dans son blanc.

*Marques de feu.* — On dit le cheval marqué de feu lorsque certaines parties ont un reflet rouge vif contrastant avec une nuance obscure. C'est surtout aux flancs, aux fesses et au nez qu'on les rencontre. Dans ce dernier cas, on dit que le cheval a le nez de renard ; c'est généralement un bon signe.

*Cap de maure.*—On désigne sous le nom de cap de maure le cheval dont la tête est toute noire. Cette particularité se rencontre chez les chevaux gris ardoisés ou rouans foncés.

*Pelote étoile.* — Ce sont les marques blanches que l'on rencontre au milieu du front. Lorsqu'elles sont régulièrement dessinées, on les appelle pelotes, lorsqu'elles sont irrégulières, on les désigne sous le nom d'étoiles. Aujourd'hui, pour simplifier la confection du signalement, on dit tout simplement : marqué

tête, fortement ou légèrement. Si la tache blanche
très-peu apparente, on dit : quelques poils en
e.

*Liste*. Du mot latin *lista,* bande. — Partie blanche
sant suite à la pelote ou à l'étoile, et s'étendant sur
chanfrein.

*Belle face*. — Cette expression est employée lors-
e la liste est très-large, et s'étend à droite et à
uche près des yeux et même en arrière de ces
ganes. La belle face donne au cheval un air stu-
de et fait paraître la tête plus grosse qu'elle ne
st réellement ; aussi cette expression est-elle vrai-
ent impropre, et devrait-on la remplacer par ces
ots : face blanche.

*Moustaches*. — Elles ne se rencontrent pas chez
ous les chevaux ; mais quelques-uns présentent de
haque côté du bout du nez un petit bouquet de
oils roides et frisés, tout à fait semblables aux
moustaches de l'homme.

*Raie de mulet*. — On donne ce nom à une raie
e couleur foncée qui s'étend du bord supérieur de
encolure à la queue, en suivant l'épine dorsale. La

raie de mulet est quelquefois croisée par une **autre** ligne qui la coupe en descendant du garrot **sur les** épaules ; dans ce cas, on dit la raie de mulet **double** ou croisée. Cette particularité se remarque surtout chez les chevaux isabelle, bai très-clair et souris.

*Balzane.* — On désigne sous ce nom **des taches** blanches, circulaires, qui terminent quelquefois les membres et les entourent d'une ceinture plus ou moins large.

On dit qu'un cheval a trace de balzane quand on remarque seulement vers le sabot un petit point blanc ; — principe de balzane, quand la tache blanche, sans être très-élevée, entoure complétement la couronne ; — petite balzane, quand elle arrive au niveau du boulet ; — grande balzane, quand elle vient se terminer au milieu du canon ; — haut-chaussée, quand elle arrive au genou et au jarret ; — incomplète, lorsqu'elle n'entoure pas complétement la jambe.

Les balzanes peuvent être truitées, mouchetées, tigrées ou herminées. Cette dernière dénomination s'applique aux balzanes dont les mouchetures, un peu plus larges qu'à l'ordinaire, imitent les taches noires de l'hermine.

On a admis, pour désigner les membres portant

s balzanes, des formules qui abrégent le signale-
ent. Ainsi, lorsqu'il existe deux balzanes, au lieu
 spécifier chacune des extrémités qui les portent,
 dit qu'elles occupent tel bipède, soit l'antérieur,
it le postérieur, soit le latéral droit ou gauche, soit
core le diagonal de l'un ou l'autre côté. S'il existe
ois balzanes, nécessairement le bipède antérieur
u postérieur en sera pourvu, et il restera seule-
ent à indiquer le pied qui porte la troisième. Ainsi
on dit : trois balzanes, dont une antérieure droite,
our indiquer que le membre antérieur gauche est
 seul qui n'en porte pas.

## INFLUENCES DIVERSES

### SUSCEPTIBLES DE MODIFIER LES ROBES.

### La saison.

L'époque de l'année à laquelle on examine
n cheval fait assez souvent varier la couleur
u poil. Ainsi, un cheval noir jais en été sera

noir mal teint lorsqu'il aura pris son poil d'hiver. Un cheval noir mal teint deviendra bai brun ou bai châtain dans les mêmes circonstances, pour reprendre son premier poil au retour de la belle saison. En général, le poil d'hiver rend toujours la robe plus claire et lavée.

### La lumière.

L'intensité plus ou moins grande de la lumière vient aussi faire changer quelquefois l'aspect d'une robe. Ainsi, tel cheval que l'on aura trouvé au soleil alezan doré, ou bai doré, deviendra d'un bai ou d'un alezan terne dès qu'il sera à l'ombre.

### L'âge.

Le poil du poulain est toujours plus sec, moins brillant, plus lavé que celui de l'adulte. Souvent aussi le poulain naît avec des poils dont la nuance doit changer. Ainsi, tel poulain qui était gris changera cette nuance contre un poil bai à la première mue. Généralement, chez le jeune poulain, la couleur future est indiquée par celle que présentent la tête et les extrémités.

### Le sexe.

Le poil est toujours plus lisse chez le cheval entier que chez le cheval hongre et la jument. C'est surtout chez l'étalon qu'on rencontre ces beaux reflets brillants qui constituent le doré et l'argenté.

### L'embonpoint.

Le cheval maigre ou malade est loin de présenter un poil aussi lustré que celui du cheval gras ou en bonne santé.

# INDICES FOURNIS PAR LES ROBES

## SUR LES QUALITÉS DES CHEVAUX.

> Des gris et des bais bruns on estime le cœur ;
> Le blanc, l'alezan clair languissent sans vigueur.
> (Delille.)

Les indices fournis par les robes ont été de beaucoup exagérés. Pourtant, il faut bien le dire, ce sont les chevaux dont la robe est la plus foncée qui présentent le plus de fond, de vigueur et d'énergie.

Les Arabes, qui tous se livrent à l'élève du cheval et connaissent cet animal mieux que tous les autres peuples, ne montent jamais pendant le combat des chevaux isabelle ou alezan clair ; mais en revanche ils recherchent la robe noire jais ou le bai brun. En Algérie, le blanc argenté est très-commun, et toujours les chevaux qui portent cette robe sont d'une qualité supérieure.

On a dit que les chevaux qui portaient des balzanes étaient moins bons que ceux qui n'en portaient
point. C'est là une erreur qu'il est bon de ne point
admettre ; si la balzane offre un inconvénient, c'est
d'être toujours suivie par une corne blanche, qui n'a
pas, il est vrai, la solidité et la durée de la corne
grise.

## SIGNALEMENTS.

Lorsque l'on veut établir le signalement d'un cheval, il ne faut point perdre de vue que l'on doit
relater en aussi peu de mots que possible les caractères distinctifs les plus tranchés du cheval.

Le signalement est simple lorsqu'il ne contient
que l'indication sommaire de ces caractères ; il
est composé lorsqu'on y ajoute des détails tellement circonstanciés que toute confusion devient absolument impossible.

A part la couleur de la robe, les marques particulières, l'âge, le sexe, la race, il faut indiquer

avec précision la taille de l'animal. Elle se mesure du sol au sommet du garrot au moyen d'une potence ou d'une chaîne. La potence est préférable en ce sens qu'elle mesure avec plus de précision.

Le signalement s'établit de la manière suivante :

1° Le nom de l'animal.

2° L'espèce et le sexe.

3° La race.

4° Le service auquel il est propre.

5° La robe et ses particularités.

6° L'état de la queue et des crins.

7° L'âge.

8° La taille.

9° Les marques particulières, comme les taches blanches accidentelles, comme les cicatrices, la perte d'un œil, etc.

10° La date du signalement, sans laquelle il est souvent impossible plus tard de reconnaître l'animal, par les changements qui surviennent dans la nuance de la robe.

Modèle de signalement.

« *Jupiter*. — Cheval hongre, de race anglaise, propre à la selle, anglaisé, sous poil bai cerise, légèrement en tête, balzanes au bipède diagonal gauche, trace de balzane au pied antérieur droit; âgé de cinq ans faits; taille de 1 mètre 52 centimètres, mesuré sous potence, marqué de feu au naseau gauche et d'une fleur de lis sur la fesse droite. »

Fait à Paris, le 1er mars 1854.

# PROPORTIONS.

Après avoir considéré isolément chaque partie du corps, après avoir vu comment elle doit être conformée pour être réputée belle, il faut examiner les rapports de dimension qui doivent exister entre elles pour qu'à son tour l'animal soit réputé bien

16.

conformé et surtout apte au travail auquel on désire le soumettre.

C'est un Italien du nom de Frederico Grisonne qui a eu le premier l'idée d'établir par des chiffres les rapports de dimensions, dans un ouvrage qu'il publia vers le milieu du xviᵐᵉ siècle ; mais c'est véritablement à Bourgelat que l'on doit l'établissement rationnel des proportions.

Il prend pour unité de mensuration la tête même de l'animal, qu'il divise en cent parties : ainsi, par exemple, il est dit : Telle ou telle partie doit avoir une longueur de deux têtes et trois centimètres, ce qui voudra dire : Deux longueurs de tête plus de trois centièmes de la longueur de cette même tête.

Le tableau suivant indique avec toutes les minuties possibles les proportions indiquées par Bourgelat :

| | Têtes. | centimètres. |
|---|---|---|
| Hauteur du cheval, du sommet de la nuque au sol. | 3 | |
| Hauteur du cheval, du sommet du garrot au sol. | 2 | 50 |
| Longueur du cheval, de l'angle de l'épaule à l'angle de la fesse. | 2 | 50 |
| Hauteur du cheval, du sommet de la croupe au sol. | 2 | 38 |
| Longueur de l'encolure, de la nuque au sommet du garrot. | 1 | |

|  | Têtes, | centi-mètres, |
|---|---|---|
| Du sommet du garrot au point d'immersion de l'encolure dans l'auge. . . . . . . . |  | 66 |
| De ce dernier point à l'angle de l'épaule. . . |  | 82 |
| De ce même point à la crinière. . . . . |  | 50 |
| Du garrot, en ligne horizontale, jusqu'au niveau du point le plus bas du dos. . . . . . |  | 66 |
| De ce dernier point, également en ligne horizontale, jusqu'au niveau du sommet de la croupe. |  | 66 |
| Du sommet de la croupe, toujours en ligne horizontale, jusqu'au niveau de l'angle de la fesse. |  | 66 |
| De l'angle de la fesse à celui de la hanche. . . |  | 82 |
| D'une hanche à l'autre en ligne droite. . . . |  | 82 |
| D'un angle de l'épaule à l'autre en ligne droite. |  | 66 |
| La plus grande largeur du ventre en ligne droite. | 1 |  |
| La distance verticale, du point le plus bas du dos à la partie inférieure du ventre. . . . . | 1 |  |
| Distance verticale du sommet du garrot à la partie inférieure de la poitrine. . . . . . | 1 | 22 |
| Du sommet de la croupe au grasset. . . . . |  | 82 |
| Du grasset au jarret. . . . . . . . . |  | 82 |
| Du jarret au sol. . . . . . . . . . |  | 82 |
| Du garrot au grasset. . . . . . . . . | 1 | 64 |
| Du sommet de la croupe au coude. . . . . | 1 | 64 |

Sans contester l'utilité du tableau précédent, nous pensons que son application par trop rigoureuse ne saurait être utilement prise à la lettre. Il faut que l'œil s'habitue à saisir à première vue les proportions principales du cheval, et qu'un examen rapide suffise pour distinguer si un cheval est bien ou mal proportionné.

## ATTITUDES.

Nous dirons quelques mots des attitudes que **prend** le cheval, et nous entendons par attitudes la *station* et le *coucher*.

*Station.* — On désigne sous le nom de station l'état dans lequel le cheval reste immobile sur le sol, appuyé sur ses quatre membres.

La station est libre ou forcée.

Dans la station libre, le cheval ne s'appuie presque jamais d'une manière égale sur chaque membre ; souvent l'un d'eux se repose aux dépens des trois autres en se déchargeant d'une partie du poids du corps. Dans ce cas, le membre qui se repose est légèrement fléchi.

Dans la station forcée, les quatre membres sont

placés sur le sol de la même manière et supportent d'une manière régulière le poids du corps. Nous ferons remarquer ici que nous n'entendons pas par station forcée cette position que beaucoup d'écuyers font prendre à leurs chevaux, en leur faisant porter fortement les membres antérieurs en avant. Dans ce cas le cheval est dit campé, et aux yeux de bien des gens, le cheval qui se campe bien augmente de valeur. Nous ne partageons pas cette opinion, en ce sens que dans cette position la fatigue est très-grande, et que tel cheval que l'on forcera souvent à se camper sera ruiné beaucoup plus vite que tel autre cheval qui ne se campera jamais.

L'examen d'un cheval pendant la station libre (à l'écurie, par exemple) peut facilement conduire à la connaissance de certains défauts. Pendant la station libre, les quatre membres reposent alternativement sur le sol ; et si l'un d'eux se trouve plus souvent au repos que les autres, on peut présumer qu'il est souffrant ou plus fatigué. Pendant ce repos naturel, il n'y a qu'une simple flexion des rayons articulaires ; mais le pied n'est jamais éloigné du point d'appui ordinaire. S'il y a souffrance, au contraire, le pied est presque toujours dévié et le plus ordinairement en avant, afin de se soustraire le plus possible au poids du corps. Ainsi quand un cheval souffre d'un membre antérieur, ce membre est porté très en avant, et l'on dit dans ce cas que le cheval *montre le chemin de Saint-Jacques*. Si c'est un membre postérieur, il est aussi porté en avant et le boulet est fléchi et très-avancé hors de la ligne ordinaire.

Quand la station est forcée, c'est-à-dire quand le poids du corps est régulièrement réparti sur les quatre membres, les extrémités doivent suivre certaines directions que nous allons examiner et qui constituent ce que l'on appelle les aplombs.

## APLOMBS.

On entend par *aplombs*, la direction que doivent suivre les membres du cheval considérés dans leur ensemble ou dans leurs différentes régions en particulier, pour que le corps soit supporté de la manière la plus solide comme aussi de la manière la plus favorable à l'exécution des mouvements.

*Pour les membres antérieurs.* — Une ligne verticale abaissée de la pointe de l'épaule au sol doit rencontrer ce dernier un peu en avant de la pince.

Si cette ligne vient tomber à une assez grande distance en avant de la pince, le cheval est trop sous lui du devant. Si, au contraire, elle tombe sur le sabot avant de rencontrer le sol, le cheval est campé du devant. Ces deux défauts d'aplombs entraînent des inconvénients assez graves, qui sont les suivants.

Un cheval qui est sous lui du devant est exposé à butter, et par conséquent devient dangereux pour le cavalier, et doit être rejeté pour le service de la selle.

Un cheval qui est campé, ainsi que nous l'avons déjà dit, se fatigue, s'use promptement, et a les allures raccourcies, puisque le pied qui va entamer le terrain part d'un point plus rapproché du point d'appui. C'est là un défaut qui dérive fort rarement d'une conformation naturelle ; il est quelquefois le résultat de l'éducation ; mais souvent aussi il est dû à la souffrance des talons, à une fourbure chronique, à l'usure, etc. Aussi doit-on rejeter le cheval qui présente ce défaut d'aplombs.

Une ligne verticale, abaissée du tiers postérieur de la partie supérieure et externe de l'avant-bras, doit partager d'une manière égale le genou , le canon et le boulet, et gagner le sol à une certaine distance des talons.

Si cette ligne étant tirée, le genou fait saillie en avant, on dit le cheval *arqué* ou *brassicourt*. S'il est porté en arrière, on dit que le genou est *creux*, *genou de mouton*, et ces deux conformations sont vicieuses et à rejeter. Le genou arqué rend le cheval moins solide, et le genou creux détermine la fatigue des tendons.

Si cette ligne dont nous parlons tombe trop en arrière des talons, le cheval est dit *long-jointé ;* et si par cette conformation il gagne, comme on le prévoit, sous le rapport de la souplesse, il perd beaucoup sous le rapport de la résistance au travail, et ne peut véritablement être utilisé que comme cheval de dame.

Si, au contraire, cette même verticale se rapproche trop des talons, ou même les traverse, le cheval est dit *droit sur ses boulets*. Il y a alors perte d'élasticité ; les réactions sont dures et le cheval se ruine promptement.

Lorsqu'un cheval présente les boulets très-portés en avant, il est dit *bouleté*. Cette position est toujours le résultat de l'usure due à un excès de travail.

Un cheval est dit *serré du devant* lorsque les deux membres antérieurs sont très-rapprochés l'un de l'autre. Dans ce cas, ainsi qu'on le prévoit, l'animal est sujet à se couper, et la base de sustentation n'a pas une largeur suffisante.

Lorsque, au contraire, les deux membres antérieurs sont trop écartés, la base de sustentation est, il est vrai, suffisante, mais l'allure est plus lourde et s'accompagne souvent d'un certain bercement désagréable à l'œil.

Lorsqu'un cheval porte la pince des pieds en dehors, on le dit *panard;* s'il la porte en dedans, il est dit *cagneux*. Ces deux défauts ont une certaine gravité; les chevaux qui en sont atteints se coupent en marchant.

*Pour les membres postérieurs.* — Une verticale abaissée de la pointe de la fesse au sol doit rencontrer la pointe du jarret et longer la face postérieure du canon avant de toucher à terre.

Les défauts d'aplombs relatifs à cette ligne sont les mêmes que pour les membres antérieurs.

Le cheval peut aussi être *panard* ou *cagneux* du derrière. Lorsqu'il est panard, il a les deux pointes des jarrets très-rapprochées, il est dit alors *clos du derrière* ou bien encore *crochu*. Lorsque, au contraire, les pointes des jarrets sont éloignées l'une de l'autre, le cheval est dit *ouvert du derrière*. On regarde en général les chevaux crochus comme bons, et ceux qui sont trop ouverts comme un peu faibles.

*Coucher* ou *décubitus*. — Le coucher est l'attitude que prend le cheval pour reposer ses muscles ou pour se livrer au sommeil. Il est des chevaux qui se couchent rarement; il en est même qui, restant toujours debout, reposent successivement chacun de leurs membres par une diminution de l'appui, et dorment dans cette position. Règle générale : un cheval qui se couche souvent et longtemps annonce la mollesse.

## MOUVEMENTS SUR PLACE.

On donne le nom de mouvements sur place à des actions de l'appareil locomoteur, qui s'exécutent à peu près sans déplacement général, comme le *cabrer* et la *ruade*, ou qui ne transportent le corps qu'à de petites distances, comme le *saut* et le *reculer*.

*Le cabrer* est une attitude dans laquelle l'animal élève le train antérieur sur les membres postérieurs, qui alors supportent à eux seuls tout le poids du corps pendant un très-court espace de temps.

Pour effectuer le cabrer, le cheval rejette tout le poids de l'avant-main en arrière et engage ses membres postérieurs sous le ventre ; dans cette position, il enlève rapidement l'avant-main, et le corps se trouve supporté par les deux membres postérieurs seulement.

Le cabrer qui s'effectue pendant l'accouplement

est très-fatigant pour l'étalon ; les jarrets de ce dernier sont promptement fatigués et ruinés.

Le mouvement du cabrer se retrouve dans beaucoup d'airs de manége, et le cheval l'exécute d'autant mieux qu'il est plus léger de l'avant-main et qu'il a une plus grande force dans les reins et les jarrets.

Quelques chevaux contractent la mauvaise habitude de se cabrer à chaque instant. C'est là **un défaut** grave en ce sens que le cavalier qui monte **un tel** cheval est lui-même exposé à chaque instant, et que les jarrets de l'animal s'usent en pure perte. Il **suffit** souvent de l'emploi de la martingale pour corriger le cheval de ce défaut.

*La ruade* est une action locomotive, rapide, dans laquelle l'arrière-main vivement enlevée permet aux membres postérieurs d'effectuer une brusque détente en arrière.

Le cheval emploie la ruade pour frapper l'ennemi qu'il attaque ou contre lequel il se défend ; et puis encore, pour compléter le saut, lorsqu'il franchit un obstacle qui, par son élévation, pourrait arrêter les membres postérieurs au passage.

Pour exécuter la ruade, le cheval baisse la tête et décharge l'arrière-main du poids du corps. Pour l'empêcher il suffit d'élever fortement la tête. Ce principe est d'une application journalière pour l'équitation.

*Le saut* est un déplacement subit du corps dans des directions variables, mais le plus souvent en avant, déplacement qui s'opère par la détente rapide des membres.

Lorsque le corps a été élevé au-dessus du sol par le saut, les membres qui vont le recevoir doivent se fléchir, car sans cette flexion les articulations, malgré leur solidité, ne résisteraient pas au choc, et les organes de la poitrine, de l'abdomen et du crâne, éprouveraient des secousses qui leur deviendraient fatales.

*Le reculer* est l'action locomotive qui présente pour le cheval le plus de difficulté ; cela se conçoit, puisque dans l'appareil locomoteur tout est disposé pour faciliter le mouvement en avant.

Lorsque pourtant le cheval recule de lui-même, ce mouvement s'exécute assez facilement, parce que sa volonté seule le poussant, il dégage ses pieds postérieurs avant d'avoir surchargé l'arrière-main. On le voit alors reculer, la tête et l'encolure abaissées ;

17.

mais lorsqu'on le force à exécuter cette action, il relève la tête et la porte fortement en arrière ; pour repousser autant que possible le centre de gravité dans cette direction, il voûte fortement les reins et lorsque le corps se trouve menacé d'être renversé, il détache alors du sol avec beaucoup de peine un membre postérieur qu'il replace en arrière dans sa position naturelle. Un mouvement analogue est ensuite exécuté par le membre antérieur opposé en diagonale, et l'action se complète dans le même ordre pour les autres membres.

Le mouvement de reculer est très fatigant, les reins et surtout les jarrets en éprouvent des effets funestes.

Il est des chevaux qui refusent de reculer. Ce refus peut être dû à des affections des reins ou des jarrets, ou bien encore à cette affection nerveuse dont nous nous occuperons à l'article vices rédhibitoires, et que l'on désigne sous le nom d'immobilité. Une plaie des barres peut aussi empêcher un cheval de reculer aussitôt que le mors porte sur cette plaie.

## ALLURES.

On désigne sous le nom d'allures une suite de mouvements combinés diversement et exécutés plus ou moins rapidement, par lesquels le cheval se transporte d'un point à un autre point.

Les allures sont naturelles ou acquises ; bonnes ou défectueuses. Nous verrons les unes et les autres.

Nous commencerons l'étude des allures par les plus faciles à comprendre, afin de procéder méthodiquement du facile au difficile ou autrement du simple au compliqué.

*L'amble.* Dans cette allure, le corps de l'animal est constamment porté par deux pieds appartenant au même bipède latéral, les bipèdes latéraux se succédant sans aucune interruption. Ainsi, pendant que le bipède latéral gauche supporte le corps, le bipède latéral droit est au soutien et l'instant du poser de ce dernier est celui du lever de l'autre.

L'amble est une allure généralement repoussée du manége. Elle est une cause fréquente de faux pas ; néanmoins elle est recherchée par les personnes qui préfèrent leur commodité aux allures brillantes de leur monture.

Il est très-important de bien savoir distinguer le véritable ambleur de celui auquel on a fait contracter cette allure, ou bien encore de celui qui l'a contractée par faiblesse.

Le vrai cheval ambleur est fort, bien constitué, fournit des courses très-longues et très-rapides sans faire éprouver de fatigue au cavalier qui le monte. Mais il butte fréquemment, et les efforts musculaires qu'exige son allure le ruinent promptement.

On parvient à force de soins et de patience à donner cette allure aux chevaux qui ne l'ont pas, en réunissant les membres par bipèdes latéraux au moyen d'entraves placées au-dessous du genou et du jarret. Dans ce cas, il est assez rare que le cheval conserve cette allure et jamais elle n'est bien régulière.

Dans les pâturages, on voit quelquefois les jeunes poulains prendre cette allure, mais ils la perdent toujours en prenant de l'âge et de la force.

Cette allure, qui n'est qu'exceptionnellement naturelle chez le cheval, est la seule que possèdent la girafe et le chameau.

*Le trot.* — La succession des mouvements dans le trot, quoique plus compliquée, est aussi facile à saisir. Le corps de l'animal est supporté par deux membres à la fois, mais ces extrémités toujours disposées en diagonale. Les deux pieds formant chaque bipède diagonal se meuvent avec un ensemble parfait, de manière à ne faire entendre qu'une seule battue par bipède. Deux battues conséquemment pour le pas complet du trot.

Il est des chevaux faibles qui n'exécutent pas cette allure d'une manière très-régulière, et qui font entendre dans chaque battue combinée celles des deux pieds qui y contribuent. Dans ce cas, on dit que le trot est décousu.

Le trot est l'allure dans laquelle les réactions sont les plus dures et les mouvements les plus réguliers ; aussi est-ce à cette allure que l'on doit soumettre les animaux que l'on veut essayer, afin de reconnaître les défauts ou qualités qu'ils peuvent posséder dans leurs actions locomotrices.

Dans les tribus de l'Algérie, on rencontre beaucoup de chevaux qui ne savent pas trotter. Nous

avons même souvent entendu dire aux Arabes que
pour eux le trot n'était pas une allure naturelle.
Cette opinion, des plus erronées, tient à ce que les
Arabes ne voyagent jamais qu'au pas, et que la
seule allure vive qu'ils font prendre à leur monture
est le galop.

*Le pas.* — C'est la moins rapide des allures, et au
premier abord elle paraît être la plus simple et la
plus facile à saisir. Pourtant il faut un examen très-
attentif pour reconnaître dans cette allure la succession des mouvements des membres.

Dans le pas, en supposant que l'animal entame le
terrain à gauche, l'action des membres s'exécutera
successivement dans l'ordre suivant : 1° membre
antérieur gauche, 2° membre postérieur droit,
3° membre antérieur droit, 4° membre postérieur
gauche, pour revenir au membre antérieur gauche,
et ainsi de suite.

L'action des membres a donc lieu en diagonale,
mais séparément, de telle sorte que chaque extrémité fait entendre sa battue. Chaque membre n'at-
tend pas pour se lever que celui qui le précède ait
effectué son poser. C'est quand un membre est à la
moitié de son soutien que celui qui doit le suivre

commence le sien, et ainsi des autres ; ce qui fait que le cheval, excepté au départ et à l'arrivée, a constamment deux pieds posés et deux pieds levés, quoiqu'il y ait dans un pas quatre levers et quatre posers bien distincts.

Dans cette allure, le pied postérieur doit couvrir la piste du pied antérieur. Si le pied postérieur n'arrive pas jusqu'à la piste de l'antérieur, l'allure est raccourcie ; s'il la dépasse, l'allure est rallongée.

Le pas est l'allure la plus lente du cheval et aussi la moins fatigante tant que l'on ne cherche pas à l'accélérer ; mais si l'on veut forcer le pas, l'animal se fatigue bientôt de ce mode de progression, et passe à un petit trot qui lui fait faire plus de chemin avec moins d'efforts.

*Le galop*. — C'est la plus rapide de toutes les allures ; elle est aussi la plus fatigante pour le cheval.

On distingue plusieurs espèces de galop : 1° le galop ordinaire à trois temps ou galop de chasse ; 2° le galop de manége ou à quatre temps ; 3° le galop de course, qui constitue l'allure la plus rapide.

1° *A trois temps.* — Dans un pas complet de galop ordinaire, le corps est supporté : 1° par un pied postérieur ; 2° par un bipède diagonal ; 3° par un pied antérieur ; 4° le corps est complétement en l'air, et cette succession des extrémités a lieu de telle sorte que toujours la piste d'un bipède latéral dépasse sur le terrain la piste du bipède latéral opposé. On dit que le cheval galope à droite ou à gauche, suivant que c'est le bipède latéral droit ou gauche qui marque la piste plus en avant.

Le galop ordinaire peut être faux ou désuni.

*Faux.* — Lorsque le cheval, galopant en cercle en tournant à droite, galope à gauche, *et vice versâ.* Dans ce cas, le cheval perd une grande partie de sa solidité et est exposé à des chutes.

*Désuni.* — Il est désuni lorsque la piste d'un pied postérieur reste en arrière de la piste du pied postérieur opposé. Ce défaut est très-grand ; il ôte toute la solidité au cheval et l'expose à des chutes fréquentes.

2° *A quatre temps.* — Allure de manége presque toujours artificielle, plus relevée que le galop de chasse, et dans laquelle le bipède diagonal, au lieu d'une battue unique, laisse entendre, d'abord celle du pied postérieur, puis celle du pied antérieur. Cette séparation des deux battues du bipède est due à ce que l'élévation plus grande de l'avant-main ne permet pas au pied antérieur de retomber aussi vite que le postérieur.

Dans cette allure, que tous les écuyers s'efforcent de donner au cheval, ce dernier perd beaucoup en vitesse, mais il gagne énormément en élégance.

3° *Le galop de course.* — C'est tout simplement le galop à trois temps, mais extrêmement allongé, exécuté très-près de terre, et laissant entendre, comme dans le galop ordinaire, les trois battues, séparées à chaque pas complet par un intervalle.

Cette allure, la plus rapide de toutes, exige de très-grands efforts et ne peut être exécutée par tous les chevaux.

*Le pas relevé.* — C'est une allure dans laquelle le cheval fait entendre comme dans le pas quatre battues, mais plus précipitées et dans le même ordre.

Les chevaux qui ont cette allure sont encore

nommés chevaux de haut pas, bidets d'allure. Ces chevaux ont ordinairement les muscles très-développés, la tête est grosse, l'encolure forte et horizontale, les reins sont courts et forts, la croupe est bien développée, les fesses sont épaisses, longues, et descendent bas sur la jambe. Ces chevaux sont surtout recherchés par les marchands de bestiaux, qui sont presque constamment à cheval. Ils ont une allure qui ne fatigue pas du tout le cavalier; mais ils ont l'inconvénient de butter souvent dans les chemins qui ne sont pas parfaitement unis.

On peut arriver à faire prendre cette allure aux jeunes chevaux en réunissant leurs membres en diagonale avec une corde ou des entraves, et en les poussant ainsi entravés, sans leur permettre de prendre le véritable trot.

*Le traquenard*, encore appelé amble rompu. — C'est une allure considérée comme défectueuse. Elle est fort heureusement assez rare.

Dans cette allure, les membres agissent par paires latérales, comme dans l'amble; mais au lieu de se lever et de se poser simultanément, les deux membres du même côté laissent entre leurs battues un intervalle assez court.

Cette allure est rapide, des plus fatigantes pour le cheval, très-peu pour le cavalier. Elle est recherchée par les personnes qui fatiguent beaucoup à cheval.

Le cheval doué de cette allure se fatigue beaucoup et se ruine très-promptement, car il ne possède pas ordinairement, comme le bidet d'allure, une force musculaire en rapport avec la fatigue qu'il éprouve pendant l'exercice.

*L'aubin.* — Allure complétement défectueuse, qui consiste dans un mélange de trot et de galop. Elle est le partage des chevaux usés, qui, pressés par le fouet, enlèvent l'avant-main pour prendre le galop et n'ont pas la force d'enlever l'arrière-main, d'où il résulte que le devant galope et que le derrière trotte.

### Défectuosités des allures.

*Chevaux qui se bercent.* — On dit qu'un cheval se berce lorsque, pendant les allures, son corps éprouve un balancement latéral très-prononcé, que l'on a comparé aux oscillations d'un berceau. Ce bercement a lieu dans l'avant-main ou dans l'arrière-main, quelquefois dans les deux à la fois.

Les chevaux qui sont affectés de ce vice sont peu propres aux allures rapides et même aux travaux fatigants, ce bercement dévorant une grande partie de la force musculaire.

*Chevaux qui billardent.* — On dit qu'un cheval billarde lorsqu'en marchant il jette ses pieds antérieurs en dehors. Ce cheval manque de franchise, et les grands mouvements qu'il se donne le fatiguent en pure perte, sans servir à la locomotion.

*Chevaux qui se coupent.* — On dit qu'un cheval se coupe lorsque, pendant la marche, il se touche avec le pied, soit la couronne, soit le boulet, et quelquefois même le genou du membre opposé. Ce défaut tient souvent à un vice de conformation dans les rayons articulaires, quelquefois à une mauvaise ferrure, et quelquefois aussi au peu d'énergie du sujet. Ainsi il n'est pas rare de voir les jeunes chevaux se couper jusqu'à ce qu'ils aient acquis, par une nourriture substantielle, l'énergie et la vigueur qu'ils conservent ensuite toute leur vie.

*Chevaux qui forgent.* — On dit qu'un cheval forge lorsque, pendant le trot surtout, il fait entendre un bruit particulier provenant du choc de son pied postérieur sur l'antérieur qui lui correspond. Dans ce cas, le pied postérieur vient frapper l'éponge du fer du pied antérieur, et souvent même la voûte de ce dernier, quand le trot est allongé.

Ce défaut, désagréable à l'oreille d'abord, est fort grave en ce sens que le cheval est sujet à se déferrer et même à s'abattre. Et puis le fer postérieur peut venir frapper les talons antérieurs, les contusionner, produire des atteintes et par suite des javarts.

La ferrure peut jusqu'à un certain point remédier à ce défaut. Il s'agit de diminuer la longueur de la pince des pieds postérieurs et de tenir très-courtes les branches des fers antérieurs. Aussi faut-il toujours se méfier d'un cheval ferré court du devant, à pince tronquée du derrière et avec des fers antérieurs dont les voûtes sont très-dégagées.

On dit qu'un cheval a les *épaules froides,* qu'il est pris dans les épaules, lorsqu'en le voyant marcher on remarque si peu de mouvement dans ces parties qu'on dirait qu'une cheville les tient fixées à la poitrine.

18.

Lorsqu'un cheval ne se sert pas de ses épaules, il est impropre au service de la selle et doit être rejeté. Ce défaut provient souvent de la fatigue, d'efforts, d'anciens écarts, et quelquefois aussi de refroidissements dont les épaules sont frappées après une journée de chasse.

On dit qu'un cheval a des *éparvins secs*, lorsqu'en marchant il plie les jarrets par un mouvement brusque, saccadé, comme si le pied en touchant le sol y avait rencontré un objet brûlant ou piquant.

Nous avons fait connaître plus haut la tumeur osseuse qui vient au jarret, et que l'on désigne sous le nom d'éparvin. Il n'est pas indispensable que cette dernière existe pour que le mouvement saccadé dont nous venons de parler se produise. La plupart des chevaux qui sont affectés d'éparvins secs ont les jarrets exempts de tumeurs osseuses. En revanche, lorsque la tumeur de l'éparvin existe, elle peut quelquefois ne pas déterminer la boiterie, et elle ne donne pas naissance, dans tous les cas, à ce mouvement saccadé dont nous venons de parler.

Le cheval qui est atteint d'éparvins secs doit être rejeté pour toute espèce de service. Il se fatigue promptement, et ne peut rendre que des services peu importants, sans compter combien la marche de ce cheval frappe désagréablement la vue.

On dit qu'un cheval a les *jarrets vacillants*, lorsque l'appui du membre postérieur ne se faisant pas avec fermeté, le jarret éprouve des mouvements latéraux.

Cette conformation annonce toujours la faiblesse. Les chevaux qui sont en possession de ce défaut ne reculent que très-difficilement, et sont incapables de bien retenir la charge dans les descentes.

# TROISIÈME PARTIE.

# TROISIÈME PARTIE.

## VICES RÉDHIBITOIRES.

Conduite à tenir ou précautions à prendre à l'égard de ces vices.


« Sont réputés vices rédhibitoires, et donneront
« seuls ouverture à l'action résultant de l'article
« 1641 du Code civil, les maladies ou défauts ci-
« après désignés :

Loi du 20 mai 1838.

Pour le cheval, l'âne et le mulet.

1° La fluxion périodique des yeux.

2° L'épilepsie ou mal caduc.

3° La morve.

4° Le farcin.

5° Les maladies anciennes de poitrine ou vieilles courbatures.

6° L'immobilité.

7° La pousse.

8° Le cornage chronique.

9° Le tic sans usure des dents.

10° Les hernies inguinales intermittentes.

11° La boiterie intermittente par cause de vieux mal.

La durée de la garantie est de neuf jours pour tous les cas, autres que la fluxion périodique des yeux et l'épilepsie ou mal caduc. Pour ces deux derniers cas seulement, elle est de trente jours.

L'action rédhibitoire devra donc être intentée dans le délai fixé par la loi ; c'est-à-dire dans les neuf jours ou dans les trente jours, s'il s'agit de la fluxion ou de l'immobilité.

Le jour de la livraison ne compte pas dans le délai de la garantie. Ainsi, un cheval est livré aujourd'hui à huit heures du matin, par exemple : la garantie ne commence néanmoins que le lendemain de la livraison, au lever du soleil, et elle expire le neuvième jour, au coucher du soleil.

Si le cheval a été conduit, dans les délais ci-dessus, hors du lieu habité par le vendeur, les délais seront augmentés d'un jour par cinq myriamètres de distance du domicile du vendeur au lieu où se trouve l'animal.

Aussitôt que l'acheteur soupçonne l'existence d'un vice rédhibitoire, et qu'il veut faire reprendre le cheval au vendeur, il doit présenter une requête au juge de paix du lieu ou du canton où se trouve alors l'animal. Dans cette requête, il expose que tel jour il a acheté de tel marchand, moyennant la somme de : un cheval qu'il soupçonne atteint de tel ou tel vice rédhibitoire, et qu'il réclame la nomination d'un expert pour examiner le cheval et dresser procès-verbal de sa visite.

Si l'acheteur tient à ne pas faire intervenir le tribunal dans l'affaire, il doit (toujours dans les délais) s'entendre avec son vendeur et nommer d'un commun accord un ou trois experts, en déclarant, par un compromis signé des deux parties intéressées, que la décision rendue par l'arbitre ou les arbitres sera définitive et sans appel. Ce compromis doit être fait en double, sur papier timbré, pour pouvoir être au besoin soumis à l'enregistrement.

Dans toutes les ventes faites par autorité de justice, il n'y **a** aucune espèce de garantie.

Lorsque l'on vend un cheval, il arrive que l'on désire quelquefois s'affranchir de la garantie accordée par la loi; dans ce cas, celui qui vend doit exiger de celui qui achète un billet de non-garantie par lequel l'acheteur reconnaît qu'il renonce à intenter une action en rédhibition pour tel ou tel vice ou pour tous les vices rédhibitoires. Ces conventions particulières doivent toujours être stipulées sur papier timbré.

Il ne faut tenir aucun compte et n'attacher aucune valeur à ces billets de garantie que le marchand est toujours prêt à donner à l'acheteur. Les vices rédhibitoires sont garantis d'après la loi, toute stipulation spéciale est donc superflue.

Nous dirons maintenant quelques mots de chacun de ces vices, afin que l'acheteur puisse au moins les reconnaître assez à temps pour intenter l'action rédhibitoire.

# LA FLUXION PÉRIODIQUE DES YEUX.

Cette maladie, que le législateur a classée avec raison au nombre des vices rédhibitoires, n'est pas toujours facile à reconnaître, parce que, lorsqu'elle n'est pas très-ancienne, elle ne se montre que par accès, dans l'intervalle desquels il est impossible souvent à l'homme le plus expert d'en soupçonner l'existence.

Au début de l'accès, l'œil est larmoyant, à demi fermé ; les larmes coulent au dehors, la cornée transparente perd de sa lucidité. Si les deux yeux sont affectés à la fois, ce qui est assez rare, le cheval paraît abattu, triste ; il baisse la tête et perd son appétit.

Au bout de quelques jours, l'œil malade devient de plus en plus terne, les humeurs se troublent et forment de petits flocons d'un blanc verdâtre, qui nagent et se précipitent au bas de la chambre anté-rieure ; puis peu à peu l'œil s'éclaircit ; la vue, qui un instant avait été anéantie, redevient possible, l'œil reprend sa transparence, en réfléchissant toutefois une teinte de feuille-morte. C'est là un caractère qui permet de soupçonner la fluxion, lors même qu'il n'y a aucune apparence d'accès.

La durée de chaque accès est d'environ douze à quinze jours au plus. Quand la maladie est ancienne, les attaques sont fréquentes, la vue s'affaiblit, se trouble, et enfin survient la cataracte, qui est le terme ordinaire de l'affection et qui abolit complétement la vision.

Il faut donc que l'acheteur examine les yeux avec le plus grand soin, en se servant des moyens que nous avons indiqués à l'article examen de l'œil du cheval.

# L'EPILEPSIE OU LE MAL CADUC.

Maladie que l'on considère comme une lésion de l'innervation, qui ne laisse aucune trace, et qui n'est précédée d'aucun symptôme qui puisse mettre sur la voie de son existence.

Elle se manifeste, par accès aussi rapides qu'inattendus. L'animal, surpris pour ainsi dire comme par la foudre, chancelle et tombe; il tremble, se roidit au milieu de mouvements désordonnés et convulsifs; il râle, sa bouche écume, ses mâchoires se heurtent l'une contre l'autre, ses yeux pirouettent dans leur orbite; il respire avec peine, et le dernier soupir semble prêt à s'exhaler.

Si de tels désordres duraient longtemps, on comprend qu'ils briseraient bientôt la vie; mais il n'en est pas ainsi : ils disparaissent aussi promptement qu'ils arrivent; leur passage dure à peine quelques minutes, puis tout rentre dans l'ordre; le cheval se relève et reste quelques instants comme frappé de stupeur, puis le calme et la santé reparaissent.

Ce vice n'étant constatable que par ses accès, on comprend dès lors que le législateur ait accordé une garantie plus longue que pour les autres cas que nous allons examiner.

## LA MORVE.

Cette redoutable affection, heureusement beaucoup plus rare aujourd'hui que par le passé, se décèle

par les caractères suivants : glandes de l'auge engor-
gées, dures et adhérentes à l'os maxillaire ; jetage
d'une matière d'un blanc verdâtre par les naseaux,
et le plus ordinairement par un seul naseau, le gauche ; ulcères de la largeur d'une pièce de 20 centi-
mes sur la cloison nasale ; poil piqué ; appétit moindre que dans l'état normal, tels sont les principaux
caractères, les seuls que l'acheteur a besoin de connaître pour être en garde contre cette affection.

Dès qu'un seul des caractères que nous venons de
signaler apparaît, on doit s'empresser d'intenter l'action en rédhibition, et mieux encore on doit faire
à l'autorité locale la déclaration que l'on possède un
cheval que l'on soupçonne atteint de morve ; car s'il
est interdit de vendre des chevaux morveux, il est
aussi interdit d'en être le détenteur.

Cette maladie étant essentiellement contagieuse,
on doit prendre toutes les mesures possibles pour
éviter sa transmission à d'autres chevaux. A cet effet, on commencera par la séquestration de l'animal
affecté, et on étendra aux animaux qui auront habité
avec lui toutes les mesures désinfectantes mises en
usage en pareil cas

Si, malgré toutes ces précautions, la morve surgis-
sait dans l'écurie, l'acheteur est en droit d'exiger du

vendeur une certaine somme à titre de dommages et intérêts, pour la perte qu'il lui a occasionnée.

## LE FARCIN.

Cette maladie, qui se décèle à l'extérieur par des boutons durs et gros comme une noix, par des cordons suivant le trajet des veines et des ulcères à bords renversés, se trouve rangée dans la même catégorie que la morve, dont elle n'est pour ainsi dire qu'une variété.

En conséquence, tout ce qui a été dit eu égard aux précautions à prendre dans le cas de morve peut parfaitement trouver son application ici.

## MALADIES ANCIENNES DE POITRINE.

Sous ce nom on désigne des affections de la poitrine, ou plutôt des organes de la respiration, passées à l'état chronique. Ces maladies, qui ne sont pas toujours appréciables pendant la vie de l'animal, peuvent néanmoins se déceler à l'extérieur par quelques symptômes faciles à saisir. Ainsi on remarque chez les animaux qui en sont atteints une toux fréquente et petite, de l'irrégularité dans le mouvement du flanc, quelquefois une odeur fade et même repoussante de l'air expiré. En outre, le cheval est promptement fatigué par le travail, il sue beaucoup, il dépérit, et si un redoublement de la maladie survient, il meurt.

Il n'est point nécessaire de voir apparaître tous ces symptômes pour se décider à intenter une action en rédhibition. L'irrégularité du flanc seule suffit pour faire reprendre le cheval au vendeur.

# L'IMMOBILITÉ.

L'immobilité chez le cheval, pour être bien constatée, doit être examinée dans les trois conditions suivantes : dans le repos, dans le travail, et pendant le repas.

**1º** *Dans le repos.* — On remarque une attitude singulière, un facies sans expression, des yeux fixes, des oreilles sans mouvements, une sorte de sommeil des sens ; la tête est basse, l'animal a l'air stupide. Si on cherche à l'exciter, à le faire sortir de cette espèce de léthargie, il réagit par des mouvements brusques qui, comme une détente, s'échappent et tombent aussitôt. Les membres sont quelquefois croisés ou écartés l'un de l'autre, ou bien disposés en ligne droite l'un devant l'autre ; et l'animal ne paraît pas gêné de cette position, qu'il conserve assez longtemps, soit qu'il l'ait prise de lui-même, soit qu'on la lui ait donnée en plaçant ainsi ses membres.

**2º** *Dans le travail.* — Il est indolent, ses mouvements sont roides et gênés ; la marche en ligne droite s'exécute assez facilement, mais il tourne difficilement et ne recule pas du tout. Lorsqu'on veut le forcer à reculer, ses membres antérieurs traînent sur le sol, il s'accule sur ses jarrets, refuse de reculer, s'emporte, se cabre ou se jette de côté en brisant ce qui s'oppose à sa marche, et devient par conséquent aussi dangereux pour lui-même que pour ceux qui le conduisent.

3° *Pendant le repas.* — On remarque toujours la même apathie, la nourriture n'a pas le pouvoir d'éveiller ses sens; il donne quelques coups de dents, s'arrête, garde les aliments dans sa bouche sans les mâcher ou les mâche avec une lenteur extrême. Si on lui présente un seau d'eau, il y plonge la tête jusqu'au fond et ne la retire que forcé par le besoin de respirer, ou bien encore il s'en approche sans y toucher et simule l'action de humer.

Il n'est point nécessaire d'avoir constaté tous ces symptômes pour en conclure qu'un cheval est atteint d'immobilité. Il suffit, pour faire reprendre un cheval pour cause d'immobilité, que ce dernier refuse de reculer et qu'il reste les jambes croisées lorsqu'on les met dans cette position.

## LA POUSSE.

La pousse n'est autre chose qu'une dilatation des vésicules pulmonaires, maladie qui se manifeste au dehors par une altération dans les mouvements du flanc.

Lorsque l'on examine le flanc d'un cheval poussif, voici ce qu'on remarque : pendant l'expiration un mouvement qui, au lieu d'être lent, gradué comme dans l'état de santé, est discontinu, exécuté en deux temps et parfois même saccadé, c'est-à-dire avec soubresaut ou nouvelle et légère élévation du flanc.

Il n'est pas aussi facile qu'on pourrait le penser de reconnaître la pousse chez le cheval. Lorsque cette maladie n'est encore qu'à son début, il faut un œil bien exercé pour la reconnaître, et il est nécessaire d'examiner le cheval à plusieurs reprises avant de se prononcer définitivement.

Lorsqu'on veut se livrer à l'examen sérieux du flanc d'un cheval, il faut l'examiner à l'écurie, pendant la nuit, au moment où le cheval est légèrement assoupi, puis pendant le repas, puis enfin après un exercice modéré.

Si la pousse est ancienne, elle se traduit par un soubresaut du flanc qui ne laisse pas le moindre doute à l'homme le moins connaisseur.

# LE CORNAGE CHRONIQUE.

Affection qui est due quelquefois à **un rétrécisse-ment** des premières parties des voies aériennes, et qui se traduit au dehors par un sifflement que fait entendre le cheval lorsqu'il est attelé ou monté, et quelquefois même lorsqu'il est au repos à l'écurie.

Ce vice, quand il n'est pas très-prononcé, est facile à dissimuler ; aussi le marchand qui veut vendre un cheval corneur fait tout ce qu'il peut pour faire croire que le cheval ne corne que parce que la bride ou le harnais le gênent, ou bien encore il produit un jetage artificiel qui fait croire à un rhume, lequel à son tour peut parfaitement passer pour la cause momentanée du cornage.

Le cheval corneur doit toujours être repoussé. Un tel cheval est exposé à être frappé d'apoplexie pendant les chaleurs de l'été, et le bruit qu'il fait entendre pendant le travail n'a rien qui puisse charmer le cavalier qui le monte.

# LE TIC SANS USURE DES DENTS.

Tout le monde sait que l'on entend par tic cette habitude qu'ont certains chevaux de poser les dents incisives sur la mangeoire, sur la longe du licou ou sur tout autre corps environnant, et, dans cette attitude, de faire entendre un bruit particulier, nommé rot, dû aux gaz qui s'échappent de l'estomac. Quelquefois le cheval exécute la même action et fait entendre le même bruit sans prendre aucun point d'appui. Dans cette circonstance, on dit que le cheval tique en l'air.

Si, par suite de cette mauvaise habitude, le cheval tiqueur a les dents incisives usées à leur bord antérieur, le vice n'est et ne peut être rédhibitoire, puisque l'affection peut se reconnaître, mais si les dents sont intactes, que le tic ait lieu en l'air ou sur la mangeoire, le vice est rédhibitoire.

Il existe encore un autre tic qui n'est pas rédhibitoire, et que l'on désigne sous le nom de tic de l'ours.

20

Le cheval qui a contracté ce défaut s'y livre avec délices aussitôt qu'il n'a plus à manger dans sa crèche. Pour l'exécuter, le cheval porte sa tête de droite à gauche, de gauche à droite, et ainsi de suite en imprimant à son corps un balancement latéral tout à fait semblable aux mouvements que l'on voit exécuter aux ours placés dans des cages.

Ce défaut, qui ne nuit en aucune façon à la santé de l'animal, frappe désagréablement la vue et se communique avec une rapidité effrayante aux chevaux voisins. Nous avons vu plusieurs fois dans les écuries militaires, où les chevaux sont rationnés, toute une rangée de chevaux devenir tiqueurs, en quelques jours seulement, par suite de l'introduction au milieu d'eux d'un seul cheval affecté de ce vice.


# HERNIES INGUINALES INTERMITTENTES.


Tout le monde sait qu'une hernie est une maladie grave, qui consiste dans l'introduction d'une portion d'intestin dans les bourses testiculaires.

Pour que ce cas puisse donner lieu à l'action rédhibitoire, il faut qu'il ne soit pas continuel. Ainsi, tel cheval qui sera affecté d'une hernie intermittente ne présentera au repos, à l'écurie, rien d'anormal, puis lorsqu'il sera attelé et qu'il aura tiré pendant quelques instants, les bourses s'empliront, deviendront volumineuses, tendues qu'elles seront par l'anse intestinale. Après quelques instants de repos, tout rentrera dans l'ordre, les bourses reprendront leur volume premier et la hernie aura disparu.

Un tel cheval n'est propre à aucun service, et tôt ou tard il finira par succomber à cette affection.

# LA BOITERIE INTERMITTENTE

## POUR CAUSE DE VIEUX MAL.

La boiterie est une irrégularité d'un certain temps de durée dans la progression. Elle est ou continue ou intermittente ; elle résulte d'une lésion récente ou d'un mal ancien.

La boiterie intermittente pour cause de vieux mal est seule rédhibitoire, que le vieux mal soit visible ou non.

Il y a deux sortes de boiteries rédhibitoires, celles qui se produisent à froid et celles qui se produisent à chaud. Ainsi, lorsqu'un cheval boite en sortant de l'écurie et que cette boiterie disparaît par le travail pour reparaître pendant le repos ; comme aussi lorsqu'un cheval est droit au sortir de l'écurie, et que la boiterie apparaît pendant le travail pour disparaître de nouveau pendant le repos.

S'il n'y a aucune lésion récente, la boiterie peut être reconnue immédiatement, mais si une lésion quelconque existe au membre soupçonné atteint de boiterie intermittente, il faut, pour se prononcer, attendre la guérison de la lésion récente. Dans ce cas, on demande et on obtient du tribunal l'autorisation de déposer le cheval en fourrière, et l'action en rédhibition a son cours jusqu'au prononcé du jugement. Ce mode de procéder est souvent employé, parce que le marchand qui veut vendre un cheval qu'il sait être atteint de ce vice ne manquera pas de faire une plaie à la jambe ou de piquer le pied, pour faire croire à l'acheteur que le cheval a reçu des coups de pied ou a été victime de la maladresse de l'ouvrier maréchal. Il faut donc, lorsqu'on achète un cheval, ne pas passer légèrement sur une petite plaie d'un membre, qui n'est souvent placée là que pour distraire l'attention de l'acheteur et cacher un vice beaucoup plus sérieux.

Tels sont les vices ou défauts que la loi garantit. L'acheteur qui aime à ne pas être trompé doit s'attacher à les distinguer, autant que faire se peut, au premier coup d'œil, afin d'éviter les désagréments occasionnés par les diligences à faire près des autorités pour se faire rendre justice.


## RUSES DES MAQUIGNONS.


S'il fallait énumérer ici toutes les ruses employées par les maquignons pour tromper l'acheteur et faire valoir le cheval mis en vente, un volume ne suffirait pas ; nous nous contenterons d'indiquer les principales.

Dès qu'un cheval arrive chez le marchand, il commence son éducation en le frappant sans proférer une parole dès qu'il entre dans l'écurie, de sorte qu'au bout de quelques jours le cheval le plus indolent redresse les oreilles et se livre à des mouvements plus ou moins vifs dès qu'un homme s'approche de lui.

Si un cheval a les salières enfoncées, le marchand insuffle de l'air, au moyen d'un brin de foin, dans le creux de la salière, pour masquer un signe évident de vieillesse.

Si un cheval est noir et que les poils des tempes soient blancs (signe de vieillesse), il teint en noir ces quelques poils blanchis par l'âge.

Nous avons parlé de la contre-marque et de l'arrachement des dents caduques pour vieillir ou rajeunir le cheval, nous n'y reviendrons pas.

Si un cheval est par trop oreillard, le marchand enlève une portion de peau sur la nuque, fait une suture aux deux bords de la plaie, et les oreilles se trouvent momentanément redressées.

Si un cheval a un catarrhe et qu'il jette par un naseau, il introduira un petit morceau d'éponge dans ce naseau, pour masquer le jetage pendant l'essai.

Jamais, tout le monde le sait, on ne sort un cheval de l'écurie d'un marchand sans lui introduire dans l'anus un morceau de gingembre, pour lui faire relever la queue et lui donner un air de distinction que souvent il est loin d'avoir.

S'il existe des plaies sur le garrot, sur le dos, sur la nuque, on cherche à les cacher par la bride ou par des licous en sangle, des surfaix, des couvertures, une selle ou un collier.

Si un pied est affecté d'une seime, on la bouchera avec du mastic ou de la cire. S'il a un crapaud, on le fera marcher dans la boue, et lorsque l'acheteur lèvera le pied, il ne pourra rien voir.

Si un cheval est trop petit, on lui mettra des fers avec des crampons très-forts pour le grandir un peu.

Si un cheval est couronné, on mettra sur la partie dénudée un peu de cambouis, et par-dessus on collera avec soin du poil qui tiendra assez longtemps en place pour que l'acheteur peu méfiant ne s'aperçoive pas que le cheval est blessé au genou.

Si un cheval a un commencement de pousse, le marchand parviendra, au moyen de saignées et d'un régime rafraîchissant, à masquer ce défaut.

Si un cheval est vicieux, on lui donne des narcotiques ou des spiritueux ; sous l'influence de ces agents, le cheval le plus difficile devient doux, maniable ; il a l'air hébété et indifférent. Le plus ordinairement, pour obtenir ce résultat, on mêle de l'ivraie avec l'avoine.

Si un cheval est atteint de fluxion périodique, on introduira sous la paupière un petit brin de paille ; et pour mieux tromper l'acheteur, on l'enlèvera en sa présence : celui-ci alors ne s'occupera plus de l'œil, et croira que le gonflement des paupières, l'écoulement des larmes et la rougeur, sont dus à ce corps étranger que l'on vient d'extraire.

Si un marchand veut vendre un cheval boiteux, il fera toujours en sorte de désunir le trot, afin que l'acheteur ne puisse rien voir. Il tiendra le cheval très-court, en lui relevant la tête bien haut et en le stimulant au moyen de la cravache ou du fouet.

Il est facile à un acheteur qui a un peu d'habitude de se mettre en garde contre toutes ces ruses grossières. Il faut surtout, lorsque l'on visite des chevaux chez les marchands, rester froid et impassible, ne tenir aucun compte de toutes leurs paroles, tant à propos des qualités qu'à propos des défauts du cheval ; car si un marchand se décide à éclairer l'acheteur sur un défaut léger, c'est à coup sûr pour lui en cacher, en détournant son attention, un plus grave. Il faut les laisser parler et bien se garder d'entamer de discussions avec eux, comme aussi il ne faut pas contester leurs plus grossières exagérations. La discussion fait perdre à l'acheteur son sang-froid, et son attention devient moindre pour le cheval qu'il examine.

Il nous reste maintenant à indiquer comment il faut procéder à la visite d'un cheval.

# EXAMEN DU CHEVAL EN VENTE.

Nous allons essayer de tracer la marche à suivre pour procéder à l'examen aussi complet que possible de l'animal que l'on se propose d'acheter, et pour éviter de se laisser tromper par les ruses dont nous avons parlé dans le précédent chapitre.

Le cheval doit être examiné de deux manières : au repos et en action.

### Au repos.

On commence l'examen par voir le cheval à l'é-
curie, dans sa stalle, pour juger de son ensemble.
Il n'est pas possible de juger là sa taille, car les
écuries des marchands sont disposées de telle manière que le devant est toujours plus élevé que le
derrière. Il ne faut aussi tenir aucun compte de la
vivacité que montre le cheval dès qu'on l'approche,
car dès que le cheval se voit entouré, il paraît vif
à cause des coups de fouet qu'il est habitué à recevoir. Ce n'est là que de la peur. Que l'acheteur ne
s'y trompe pas.

Le premier coup d'œil étant donné, on fait sortir
l'animal, en examinant comment il se retourne et
recule dans sa stalle. C'est à ce moment qu'on lui
met le gingembre et qu'on lui donne le coup de
peigne. Il est bon de fermer les yeux sur toutes ces
petites manœuvres, qui, en somme, ne peuvent en
rien influencer le jugement de l'homme sérieux.
Aussitôt que l'animal est prêt, on le fait avancer
jusque sous la porte de l'écurie ; puis, avant de le

laisser sortir, on examine les yeux, on s'assure de la mobilité de la pupille et de la limpidité des humeurs de l'œil ; puis, séance tenante, on regarde l'âge, l'état des barres en y passant les doigts, la langue et les naseaux.

On laisse alors sortir le cheval et on tient compte, sans rien dire, du terrain sur lequel on le place. Ce terrain est toujours disposé de manière à beaucoup élever le devant du cheval. On examine l'animal dans son ensemble, sous le rapport des proportions et des aplombs. Ensuite, on passe à l'examen détaillé de chaque région. D'abord la tête, puis on passe la main sur la nuque pour s'assurer qu'il n'y a pas de plaie sur cette partie. On suit avec la main le bord supérieur de l'encolure, le garrot, le dos, les reins, que l'on pince légèrement pour voir si le cheval les a bien souples ; puis la queue, qu'on soulève pour juger du degré d'énergie du cheval et pour visiter l'anus. De là, on passe au poitrail, au ventre, aux côtes et au flanc. Ici, on s'arrête, on examine sérieusement le flanc au repos, pour y revenir après l'exercice. On comprime ensuite, le premier cerceau du tube aérien pour faire tousser le cheval et s'assurer de la sonorité de cette toux ; on visite les testicules, on les palpe avec la

main, afin de s'assurer qu'ils ne sont le siége d'aucune induration. S'il s'agit d'une jument, on visite
les bords de la vulve, afin de s'assurer qu'ils sont
exempts de poireaux ou verrues, qui ont la propriété de se communiquer à la verge de l'étalon, si
la jument est destinée à devenir poulinière.

On passe ensuite à l'examen des membres; on
visite, on explore toutes les régions avec la main;
on presse les tendons avec les doigts. On visite
bien les sabots, la ferrure et la qualité de la corne;
on visite surtout avec attention la fourchette, afin
de s'assurer qu'il n'y a pas de crapauds. Si on trouve
un fer épais en talons, il faut redoubler d'attention,
car souvent cette épaisseur du fer cache des bleimes
ou des ognons.

### En action.

Autant que faire se peut, on doit essayer le cheval
sur le pavé : il faut exiger qu'on ne le tienne pas
très-court. On le fait marcher au pas d'abord, en
l'examinant en face et ensuite de profil, pour bien
juger si la piste du pied postérieur vient recouvrir

celle de l'antérieur. On fait ensuite trotter le cheval,
que l'on examine encore de face, par derrière et de
profil. Ici, il faut bien examiner si le membre qui
se déplace ne frappe pas contre le boulet de celui
qui est appuyé, si les pieds postérieurs ne touchent
pas les antérieurs, si le cheval tient le corps droit,
si la croupe ne vacille pas, si la tête est bien portée,
si toutes les articulations sont bien fléchies, s'il n'y
a pas roideur ou boiterie. Si on soupçonne une
légère boiterie d'un membre, il faut faire tourner
le cheval plusieurs fois sur ce membre, en tenant la
tête au bout de la longe; de cette manière, la boiterie, si elle existe, deviendra bien plus saisissable.
Il faut ensuite faire arrêter le cheval très-court, le
faire reculer, écouter le bruit respiratoire près de
la gorge, pour voir s'il n'y a pas de cornage, puis
revenir au flanc et le visiter de nouveau avec beaucoup d'attention. Faire ensuite galoper le cheval,
afin de s'assurer de la facilité de cette allure. Puis
le monter soi-même ou le conduire attelé, afin de
pouvoir sainement juger le cheval, ce que l'on ne
peut véritablement bien faire que lorsque ce dernier se trouve soustrait à l'influence du marchand
ou de ses palefreniers.

Lorsqu'il s'agit de deux chevaux que l'on veut appareiller, indépendamment de l'examen détaillé dont nous venons de parler, il faut encore leur faire subir un examen d'ensemble.

On place les deux chevaux côte à côte, pour s'assurer qu'ils sont de la même taille, de la même robe, de la même conformation. On les fait trotter ensemble, pour s'assurer de l'uniformité des allures, puis on les attèle et on les fait marcher sur un terrain aussi accidenté que possible.

Il est excessivement rare de rencontrer deux chevaux parfaitement appareillés ; il est rare, disons-nous, que deux chevaux aient exactement les mêmes qualités. Le marchand, du reste, profite toujours de la vente d'une paire de chevaux pour en faire passer un médiocre avec un bon, et il aura toujours aussi le plus grand soin d'attirer l'attention de l'acheteur sur le bon.

Si, lorsqu'on a acheté une paire de chevaux, l'un de ces animaux est reconnu atteint d'un vice rédhibitoire, le marchand est forcé de reprendre les deux chevaux, et l'acheteur lui-même ne peut s'y opposer, à moins de conventions particulières.

# PREMIERS SOINS A DONNER

## DANS LE CAS DE MALADIES OU D'ACCIDENTS

### FACILES A RECONNAITRE.

Il nous paraît tout à fait indispensable que le cavalier qui aime le cheval puisse lui porter quelques secours, dans certains cas où il faut attendre quelquefois assez longtemps les secours de l'art. Ainsi, il peut arriver, par exemple, qu'un cheval soit, sous le cavalier même, frappé d'une congestion au poumon ou au cerveau. Il faudra attendre deux ou trois heures l'arrivée du vétérinaire, pendant ce temps le cheval périra ; tandis que si le cavalier qui le monte a appris à pratiquer la saignée, il s'empressera de soulager son cheval et il le sauvera d'une mort certaine.

L'opération de la saignée, la seule que le cavalier a besoin de connaître, est d'une si grande simplicité, qu'il suffit de la voir pratiquer une seule fois pour en connaître tous les détails. On se sert pour la pratiquer d'un instrument que l'on désigne sous le nom de flamme, et qui tient si peu de place que le cavalier peut parfaitement en porter toujours une dans la poche de son gilet.

La saignée peut se pratiquer sur toutes les veines; mais elle est plus facile à la veine du cou. On fait gonfler cette dernière avec la main qui tient la flamme; et avec le tranchant de l'autre main, ou un petit bâton, on applique un coup sec sur l'instrument, ce qui le fait pénétrer dans la veine. On laisse écouler la quantité de sang qu'on désire tirer, en ayant toujours soin de maintenir le doigt au-dessous de l'ouverture que l'on a faite, afin d'empêcher l'air de pénétrer dans la veine, ce qui serait un accident mortel, puis on ferme l'ouverture au moyen d'une épingle passée dans les deux lèvres de la plaie, laquelle épingle ainsi placée, on entoure avec quelques brins de crin ou avec du fil.

Tel est le procédé opératoire qu'on ne peut du reste bien saisir qu'en le voyant, mais qui est facilement accessible à toute personne qui veut apprendre à saigner.

Nous dirons maintenant quelques mots des accidents auxquels le cavalier peut lui-même remédier, et des quelques affections où il peut et doit savoir porter les premiers secours, en attendant l'arrivée de l'homme de l'art.

*Gourme.* — Tout le monde sait que les jeunes chevaux sont sujets à une maladie que l'on appelle la gourme ; maladie qui se décèle au dehors par l'engorgement des ganglions de l'auge, des abcès volumineux dans cette partie, un jetage abondant par les naseaux, de la tristesse, de l'inappétence.

Il faut avoir soin de tenir les animaux en gourme dans un local très-chaud, favoriser par des fumigations adoucissantes le jetage des naseaux, enduire les abcès de pommades adoucissantes et maturatives, puis les couvrir d'une peau de mouton, afin de leur procurer beaucoup de chaleur.

Pendant tout le temps que dure la gourme, le cheval doit être nourri avec des aliments faciles à digérer et surtout très-peu échauffants, ainsi l'avoine, par exemple, ne doit être donnée que lorsque le cheval commence à mieux aller.

*Douleurs articulaires des poulains.* — Il arrive souvent que dans les pâturages, les poulains sont affectés de douleurs articulaires qui les privent pendant un certain temps de l'usage de leurs membres.

Dès qu'on s'aperçoit de ces douleurs, qui sont dues le plus ordinairement à l'humidité de la pâture, on doit faire rentrer les poulains dans les écuries, couvrir les articulations avec des tissus chauds, comme la laine, par exemple, et faire sur ces mêmes jointures des embrocations de pommade de peuplier laudanisée.

*Entorse,* encore appelée effort de boulet. — Cette maladie survient instantanément, pendant une course, pendant une promenade au pas même, si le cheval vient à poser son pied de travers. Ce n'est autre chose qu'un violent tiraillement de toutes les parties qui forment la jointure du boulet.

Le moyen à employer, non-seulement pour diminuer la douleur, mais souvent pour guérir en un instant cet accident, consiste tout simplement à mettre la jambe du cheval dans un courant d'eau froide pendant 4 ou 5 heures de suite. On dira, nous le savons, que l'on n'a pas toujours à sa disposition un courant d'eau froide. Dans ce cas, on se hâte de rentrer le cheval à l'écurie et on applique sur l'articulation froissée des compresses imbibées d'une solution de sulfate de fer. A cet effet, on fait dissoudre 500 grammes de sulfate de fer dans 20 litres d'eau environ, et on a à sa disposition un liquide froid et astringent avec lequel on mouille continuellement les compresses pendant 24 ou 36 heures.

Au bout de ce temps, si ces moyens ont été bien employés, l'affection est sinon guérie, du moins en fort bonne voie de guérison. Mais si l'on a perdu du temps à attendre et qu'on ait laissé l'inflammation envahir l'articulation, la maladie sera longue à guérir et quelquefois même elle ne cèdera qu'à l'application du feu.

*Congestions.* — Un cheval peut être frappé, loin de tous secours scientifiques, d'une congestion cérébrale ; le cavalier s'en aperçoit à la pesanteur de la tête, aux yeux rouges de l'animal, à sa respiration difficile, et souvent à sa chute sur le sol.

Ici le seul moyen à employer, c'est la saignée. Plus elle sera prompte et abondante, plus on aura de chances de guérison. Aussitôt cette saignée pratiquée, on doit s'empresser d'appeler le vétérinaire.

La saignée doit encore être pratiquée en toute diligence par le cavalier, lorsque, pendant une journée de chaleur et après une course un peu forcée, le cheval rend par les naseaux et par la bouche du sang qui provient du poumon. Ici le cheval est atteint d'une congestion pulmonaire, et la saignée pratiquée en toute hâte peut lui sauver la vie.

La fourbure n'est encore autre chose qu'une congestion des tissus qui emplissent la boîte cornée que l'on désigne sous le nom de sabot. Dès qu'un cheval est fourbu, ce que tous les cavaliers reconnaissent à la marche embarrassée et pénible de leur monture, on doit encore se hâter de pratiquer une forte saignée, de faire des frictions irritantes sur les membres, et de placer les sabots du cheval dans de la terre glaise, qui a une propriété astringente très-prononcée. Si on n'a pas de terre glaise à sa disposition, on la remplace par de la suie de cheminée délayée avec du vinaigre, et on entoure ainsi les sabots d'un véritable cataplasme.

*Toux.* — Lorsqu'un cheval tousse, il suffit souvent de lui donner le matin à jeun un peu de miel avec quelques poudres adoucissantes; mais lorsque la toux persiste, qu'elle tend à passer à l'état chronique, il faut avoir recours au kermès minéral, que l'on donne chaque matin à la dose de 15 grammes.

Si, malgré ces soins, la toux persiste encore, on

doit craindre que le cheval ne devienne poussif, et alors il est bon de le soumettre à un régime rafraîchissant, de le saigner et de lui faire établir un séton au poitrail.

*Constipation, diarrhée.* — Aussitôt qu'on reconnaît qu'un cheval est constipé, qu'il fiente des crottins durs et qu'il a de la peine à les rendre, on doit administrer à l'intérieur le sulfate de soude à la dose de 30 grammes par jour, et donner des lavements avec de l'eau de son.

Lorsqu'un cheval a la diarrhée, elle est due le plus ordinairement à une surexcitation des organes digestifs.

On doit commencer par mettre le cheval à la diète, lui administrer des boissons adoucissantes, édulcorées avec du miel, lui donner quelques lavements adoucissants, le tenir chaudement, et ne commencer à lui donner à manger que lorsque les crottins seront moulés.

*Chancre.* — Sous l'influence d'une surexcitation de la membrane buccale, il se développe souvent dans la bouche de petits aphthes qui crèvent et forment un petit ulcère qu'on nomme chancre. Cet ulcère envahit souvent la langue, toute la bouche, l'arrière - bouche, se propage quelquefois jusqu'à l'estomac, et fait périr le cheval qui en est atteint.

Il est bon, aussitôt qu'on s'aperçoit qu'un cheval a des chancres dans la bouche, de le séquestrer, afin qu'il ne les communique pas à d'autres chevaux, puis de le mettre à un régime délayant, et de lui gargariser fréquemment la bouche avec de l'eau fortement acidulée, soit par le vinaigre, soit par 'acide sulfurique, jusqu'à agréable acidité.


*Coliques.* — Un cheval atteint de coliques se tourmente sans cesse, regarde son flanc, frappe le sol avec ses pieds antérieurs, et cherche à se coucher et à se rouler à terre.

Dès qu'on s'en aperçoit, on doit bouchonner vigoureusement le ventre et les membres, faire promener le cheval au pas, bien couvert, afin d'obtenir une légère transpiration, puis administrer des lavements adoucissants.

Ces simples soins suffisent souvent pour guérir la colique ; mais si, après les avoir employés, le mal persiste, on doit avoir recours au vétérinaire ; car la saignée et des soins plus compliqués qui ne sont pas de la compétence du cavalier peuvent devenir nécessaires.

*Piqûres d'insectes.* — Lorsque, pendant l'été, on se promène dans les bois, le cheval est exposé à être piqué par des insectes ailés; certains d'entre eux ont la piqûre venimeuse, et à l'endroit piqué il survient un gonflement qui peut donner lieu à de la fièvre, et par conséquent à un malaise qu'il est bon d'éviter.

Lorsqu'on rentre chez soi, si l'animal présente des piqûres un peu gonflées sous le ventre, au plat des cuisses, à la tête, on lotionnera toutes ces piqûres avec de l'eau froide dans laquelle on versera de l'alcali volatil. Ce médicament jouit de la propriété d'annuler l'âcreté des venins.

*Blessures récentes de la selle.* —Rarement, lorsque l'on monte à cheval pour se promener seulement, voit-on son cheval blessé sur le dos ou sur le garrot; mais lorsque l'on est appelé à faire une longue route à cheval, il arrive quelquefois que le soir, en dessellant son cheval, on aperçoive, au garrot par exemple, une ampoule chaude, douloureuse, et produite par la pression ou le frottement de la selle.

Crever cette ampoule pour la vider, c'est faire une plaie qui va demander huit ou dix jours pour se guérir.

Voici le moyen que l'on doit employer et que nous avons souvent mis en usage dans l'armée expéditionnaire de l'Algérie. On prend un carré de gazon, en ayant soin de laisser environ un pouce de terre; on arrose ce gazon avec de l'urine et on l'applique sur l'ampoule. On prend alors un surfaix un peu large avec lequel on maintient le gazon en place, en ayant soin de serrer fortement. On laisse cet appareil ainsi posé pendant dix à douze heures, et au bout de ce temps l'ampoule a disparu à tout jamais. Le liquide qu'elle contenait a été résorbé, et il n'en reste aucune trace.

*Difficulté d'uriner.* — Il arrive souvent que, après une journée de chasse, un cheval souffre de légères coliques qui sont dues à la difficulté d'uriner.

Si l'on a un cheval qui est sujet à ces accidents, il faut, lorsque l'on chasse, administrer tous les jours 15 grammes de sel de nitre le matin à jeun, et si cela ne suffit pas, donner au retour de la chasse un léger barbotage avec de la farine d'orge, bar-

ootage dans lequel on fera encore fondre 15 grammes de de sel de nitre.

*Purgations.* — Il est beaucoup de cavaliers qui
croient que leur cheval ne se porterait pas bien s'il
n'était purgé une fois et souvent deux fois dans le
cours d'un mois.

Nous sommes loin de nier l'efficacité des purgations administrées à propos; mais nous pensons qu'il
est inutile, sinon dangereux, d'abuser de ce moyen,
qui finit toujours par rendre le cheval mou, et lui fait
perdre ainsi des qualités dont son maître pourrait
profiter.

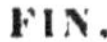

FIN.

# TABLE DES MATIÈRES.

# TABLE DES MATIÈRES.

——◦○◦——


Pages.

Considérations générales. . . . . . . . . .   1

## PREMIÈRE PARTIE.

Le tronc du cheval. . . . . . . . . . .   9
La tête. . . . . . . . . . . . .   10
L'œil du cheval. . . . . . . . . . .   35
    Parties accessoires du globe de l'œil. . . . .   41
    Beautés et défectuosités de l'œil. . . . . .   45
    De quelques affections des organes de la vision. .   47

Pages.

Manière de procéder à l'examen de l'œil chez le
cheval. . . . . . . . . . . 54

L'encolure. . . . . . . . . . 53

Le gosier. . . . . . . . . . 58

La crinière. . . . . . . . . 58

Le garrot. . . . . . . . . . 60

Le dos. . . . . . . . . . . 61

Les reins. . . . . . . . . . 62

La croupe. . . . . . . . . . 63

La hanche. . . . . . . . . . 65

La queue. . . . . . . . . . 66

L'anus. . . . . . . . . . . 70

Le périnée et le raphé. . . . . 71

Le poitrail. . . . . . . . . 72

L'ars. . . . . . . . . . . 74

L'inter-ars. . . . . . . . . 75

Le passage des sangles. . . . . 75

Les côtes. . . . . . . . . . 76

Le ventre. . . . . . . . . . 77

Le flanc. . . . . . . . . . 79

Les testicules. . . . . . . . 81

Le fourreau. . . . . . . . . 85

La verge. . . . . . . . . . 86

La vulve. . . . . . . . . . 87

Les mamelles. . . . . . . . . 88

Les membres. . . . . . . . . 89

Membres antérieurs. . . . . . 90

|  |  | Pages. |
|---|---|---|
| Épaule et bras. | | 91 |
| L'avant-bras. | | 93 |
| La châtaigne. | | 94 |
| Le coude. | | 95 |
| Le genou. | | 96 |
| Membres postérieurs. — La cuisse. | | 99 |
| La fesse. | | 100 |
| Le grasset. | | 102 |
| La jambe. | | 102 |
| Le jarret. | | 104 |
|    Tumeurs osseuses du jarret. | | 108 |
|    Tumeurs molles du jarret. | | 110 |
| Le canon. | | 112 |
| Le tendon. | | 114 |
| Le boulet. | | 116 |
| Le fanon. | | 119 |
| L'ergot. | | 120 |
| Le pâturon. | | 121 |
| La couronne. | | 123 |
| Le pied. | | 125 |


**DEUXIÈME PARTIE.**


| Age du cheval. | | 143 |
| Anatomie des dents. | | 144 |
|    Incisives. | | 145 |

Pages.

Crochets ou canines. . . . . . . . . . 147

Molaires. . . . . . . . . . . . . . 148

Signes fournis par les dents pour la connaissance
de l'âge du cheval. . . . . . . . . . 149

Tableau indiquant l'âge du cheval depuis 5 ans, 152

Chevaux mal dentés. . . . . . . . . . 153

De l'usure trop lente ou trop rapide des dents. . 153

Chevaux bégus. . . . . . . . . . . . 154

Moyens employés pour tromper l'acheteur. . . . 155

1° Pour vieillir le cheval. . . . . . . . . 155

2° Pour rajeunir le cheval. . . . . . . . 157

Robes et signalements. . . . . . . . . 159

Robes proprement dites . . . . . . . . 159

Robe noire. . . . . . . . . . . . . 160

Robe blanche. . . . . . . . . . . . 161

Robe souris . . . . . . . . . . . . 162

Robe isabelle. . . . . . . . . . . . 163

Robe baie. . . . . . . . . . . . . 164

Robe alezane. . . . . . . . . . . . 166

Robe grise. . . . . . . . . . . . . 167

Robe aubère. . . . . . . . . . . . 169

Robe rouane. . . . . . . . . . . . 170

Robe louvet. . . . . . . . . . . . . 171

Robe pie. . . . . . . . . . . . . . 171

Particularités ou caractères secondaires des robes. . 172

Influences diverses susceptibles de modifier les robes. 179

La saison. . . . . . . . . . . . . 179

|  |  |  |
|---|---|---|
|  |  | Pages. |
| La lumière | | 180 |
| L'âge. | | 180 |
| Le sexe. | | 181 |
| L'embonpoint | | 181 |
| Indices fournis par les robes sur les qualités des chevaux. | | 182 |
| Signalements. | | 183 |
| Modèle de signalement. | | 185 |
| Proportions. | | 185 |
| Tableau indiquant les principales proportions du cheval. | | 186 |
| Attitudes. | | 188 |
| Aplombs. | | 190 |
| Mouvements sur place. | | 195 |
| Allures. | | 199 |
| Défectuosités des allures. | | 207 |


### TROISIÈME PARTIE.


|  |  |  |
|---|---|---|
| Vices rédhibitoires. | | 215 |
| Conduite à tenir ou précautions à prendre à l'égard de ces vices. | | 215 |
| Pour le cheval, l'âne et le mulet. | | 216 |
| La fluxion périodique des yeux. | | 219 |
| L'epilepsie ou le mal caduc. | | 220 |
| La morve. | | 221 |
| Le farcin. | | 223 |

Pages.

Les maladies anciennes de poitrine. . . . . . . 223

L'immobilité. . . . . . . . . . . . 224

La pousse. . . . . . . . . . . . . 226

Le cornage chronique. . . . . . . . . . 228

Le tic sans usure des dents. . . . . . . . 229

Les hernies inguinales intermittentes. . . . . . 230

La boiterie intermittente pour cause de vieux mal. . 234

Ruses des maquignons. . . . . . . . . . 233

Examen du cheval en vente. . . . . . . . 237

    Au repos. . . . . . . . . . . 238

    En action. . . . . . . . . . . 240

Premiers soins à donner dans le cas de maladies ou
d'accidents faciles à reconnaître. . . . . . . 243

# EXPLICATION DES PLANCHES.

PLANCHE N° 1.

FIGURES 1. — Naissance.
— 2. — Six à sept mois.
— 3. — Un an révolu.
— 4. — Deux ans faits.
— 5. — De trente mois à trois ans.
— 6. — Quatre ans et demi.
— 7. — Cinq ans.
— 8. — Six ans.

FIGURES 9. — Sept ans révolus.
— 10. — Huit ans.


## PLANCHE N° 2.


FIGURES 1. — Huit ans révolus.
— 2. — Neuf ans.
— 3. — Dix ans.
— 4. — Onze ans.
— 5. — Douze ans.
— 6. — Treize ans révolus.
— 7. — Quatorze ans.
— 8. — Quinze ans révolus.
— 9. — Quinze à seize ans.


## PLANCHE N° 3.


Globe de l'œil.

—coo—

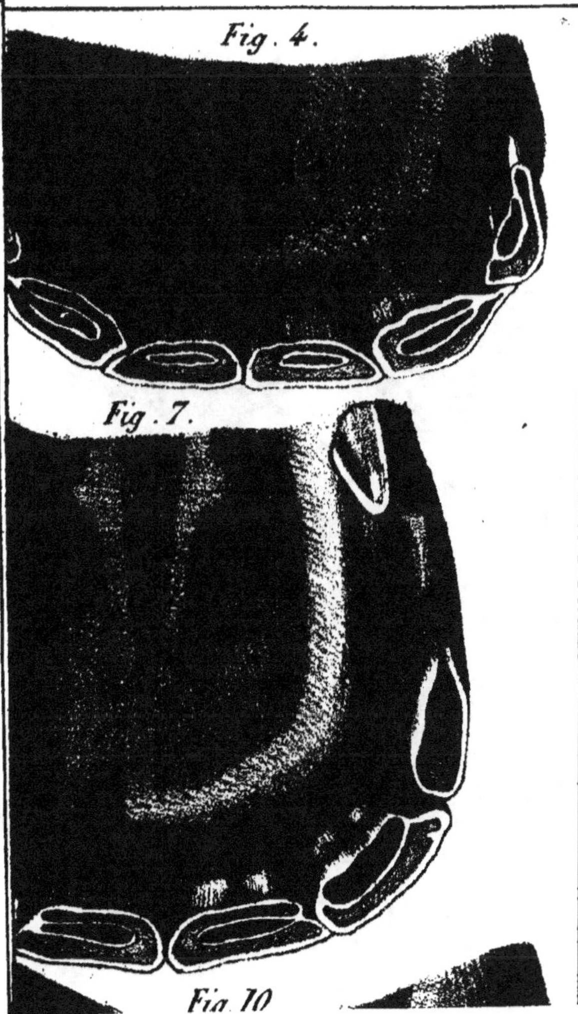
Fig . 4 .
Fig . 7 .
Fig 10

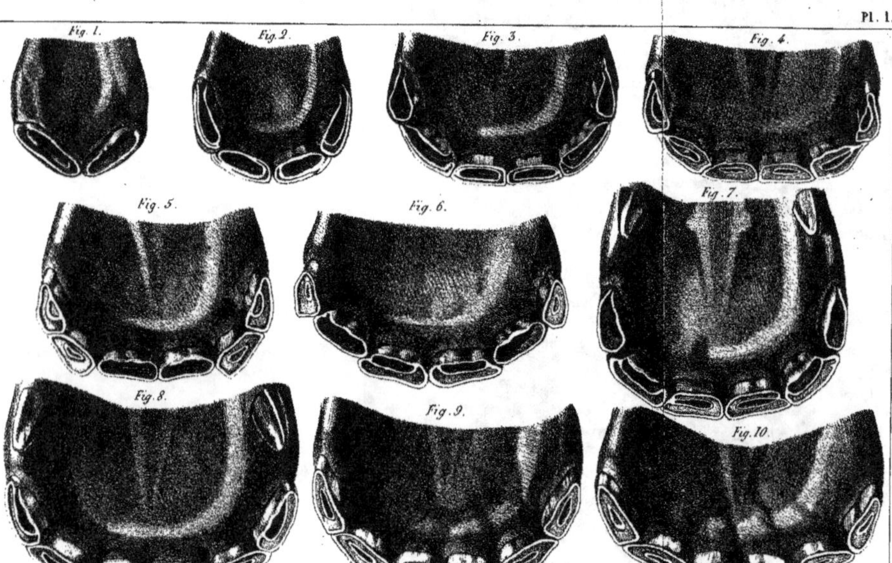

Fig. 1.
Fig. 2.
Fig. 3.
Fig. 4.
Fig. 5.
Fig. 6.
Fig. 7.
Fig. 8.
Fig. 9.
Fig. 10.

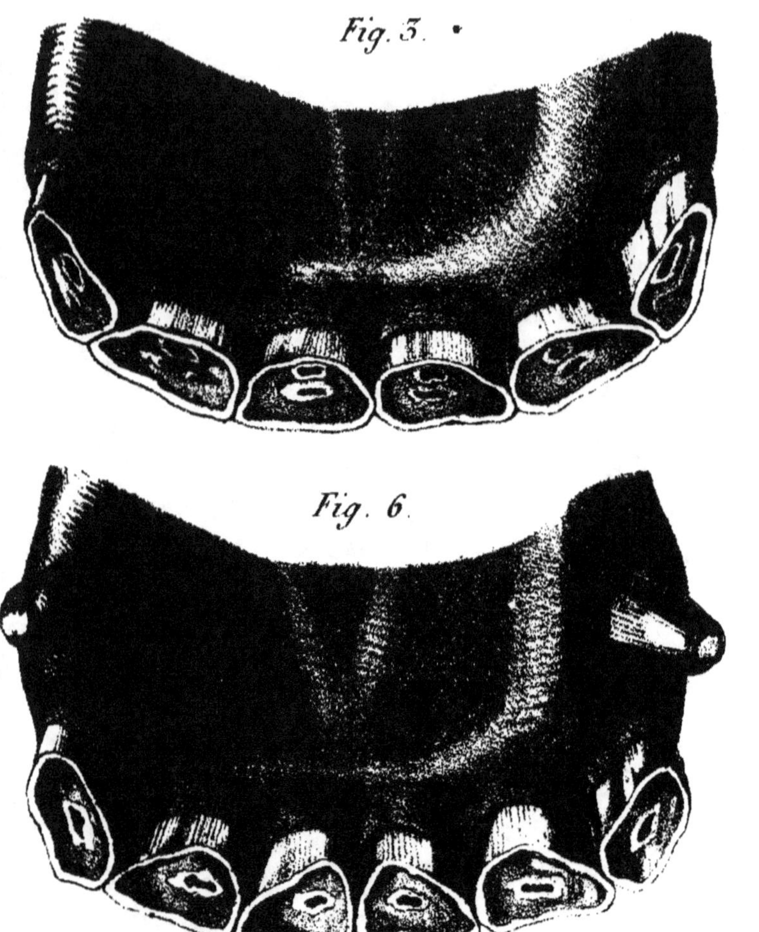

Fig. 5.

Fig. 6.

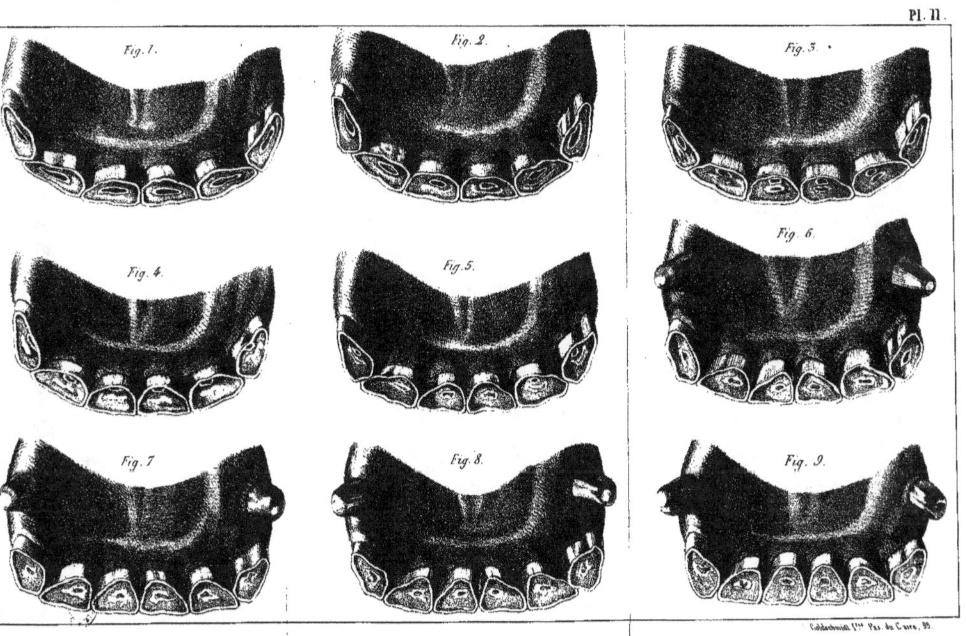


Goldschmidt frères. Pas. du Caire, 39.

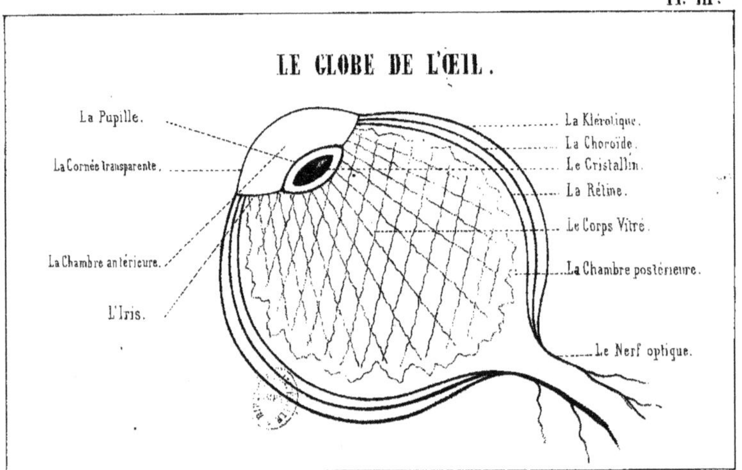

LE GLOBE DE L'ŒIL.
La Pupille.
La Cornée transparente.
La Chambre antérieure.
L'Iris.
La Klérotique.
La Choroïde.
Le Cristallin.
La Rétine.
Le Corps Vitré.
La Chambre postérieure.
Le Nerf optique.